冰與火の止咳妙方

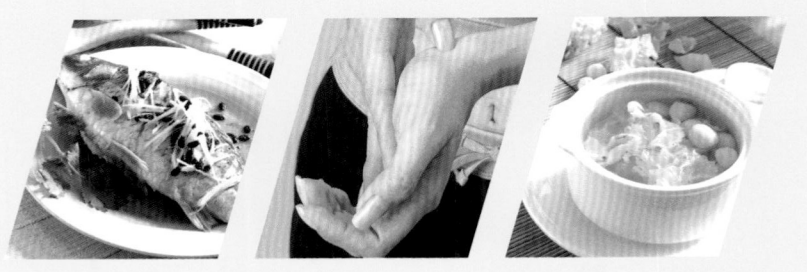

文經社

推薦序／張步桃

簡便奏效的止咳妙方

　　根據美國某醫學中心多年研究統計結果顯示，認為人類咳嗽之主因 80％ 由腸胃消化系統所引起，僅有 20％ 係由抽菸直接刺激呼吸管道所致云云。當媒體披露出一訊息時，不禁令人莞爾。蓋早在黃帝內經時代即深刻體認：五臟六腑皆令人咳喘；所謂聚於胃，關於肺；又所謂：胃濁脾溼嗽痰本，意即指胃濁脾溼乃咳嗽，痰飲之大本營。尤其是後漢張機仲景之傷寒論、金匱要略更詳盡敘述咳嗽、氣喘之病因、病理、病機及治則，不僅留下珍貴的寶藏，更為人類解除肉體之病痛，而被後世尊稱為「醫聖」。

　　建勳道長，勤奮好學、勤永古訓，博采眾方，於 2003 年 9 月 12 日榮獲美國環球大學醫學博士學位，往昔擅長針灸、推拿，旁涉其他醫術，輒有奇效，皆已分別彙集成冊、付梓問世，甚受讀者喜愛及好評。復經常應邀電台（視）講授養生保健問題，引起廣大迴響。今又廣為蒐羅止嗽方法，內容精彩豐富，名為《冰與火の止咳妙方》，其具有實用價值，符合本人多年所推廣「簡便奏效」之原則，刊布之際，索序於余，本人樂為推荐。是為序。

張步桃

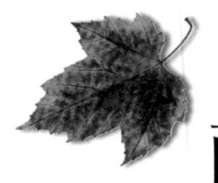

自 序／吳建勳

酷酷嗽，Bye Bye！

　　每個人或多或少都有久咳不癒的經驗，因為在人的一生當中，沒有一個人是從來沒有得過感冒的，而且總有幾次到了最後會轉成惱人的咳嗽問題，甚至於變成更多的併發症。一般咳嗽可能在一至二星期之內就會痊癒，若是無其他症狀或併發症，並不需要急著找醫師治療，但假使咳嗽已經轉成喘鳴、呼吸急促、密集咳嗽、影響睡眠、超過兩週的咳嗽等現象，都應及早就醫。

　　臺灣俗話說：「醫生驚治嗽，總鋪驚吃午，土水驚抓漏，賓館驚抓猴」，意思是說做醫師的最怕治療咳嗽的病人，因為常常無法馬上治好而遭到病人埋怨；做大廚師的最怕中午的喜宴，因為時間很趕，恐怕煮來不及；做水泥的師傅最怕抓漏水，因為水無孔不入又不循常規，很難止漏；有曖昧行為的男女去賓館，最怕人家的真正的丈夫或妻子報警來抓姦。由此可知，這幾句話一針見血的點出，即使像醫師那麼專業，不論是西醫師或中醫師，卻往往沒辦法立刻治好咳嗽。這可能由於我們的呼吸道結構細微複雜，有許多密密麻麻的組織，即便是現今醫學這樣發達，許多患者仍苦於各種疾病引發的咳嗽，游走求診在各大醫院、中西醫師診所而不得解脫，甚至於轉而求助名間療法或密醫，結果咳嗽依舊反反覆覆，不但花費無數，可能又引發其他的併發症。

　　咳嗽時，令人困擾不堪，甚至於全家不得安寧，因此除了尋求醫師的治療外，本書的重點在於分享與提供一般民眾可隨時隨地利用最方便、最安穩及最適當的食療、按摩、藥膳、外敷、拔罐等中醫經驗與自然療法，來尋求更迅速的改善方法，希望大家日日健康又平安！

吳建勳

Contents 目次

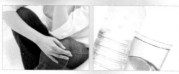

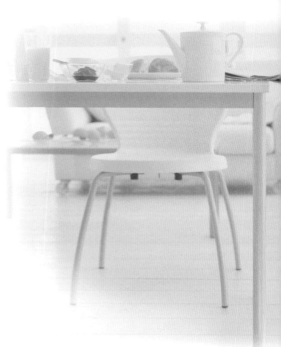

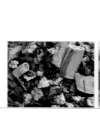

Part Ⅲ | 吃吃喝喝輕鬆止咳 38

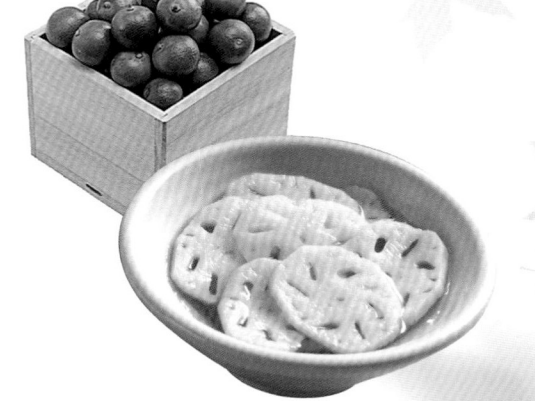

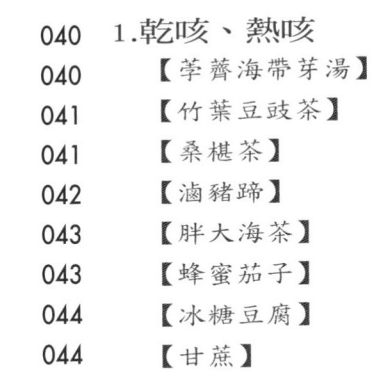

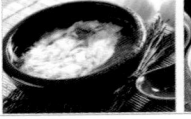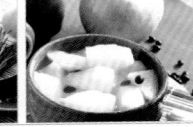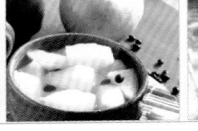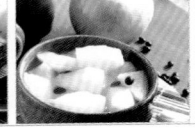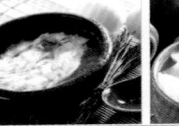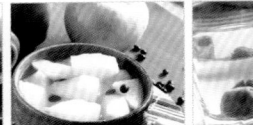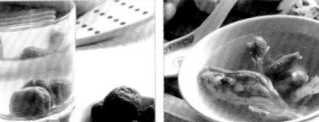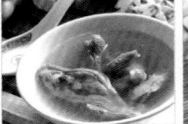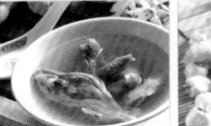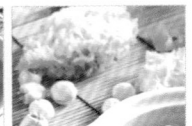

Contents

目次

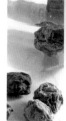
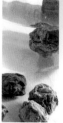
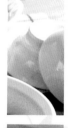
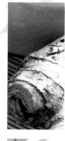
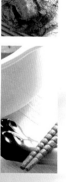

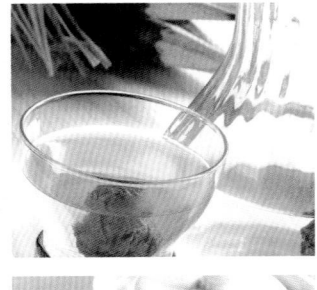
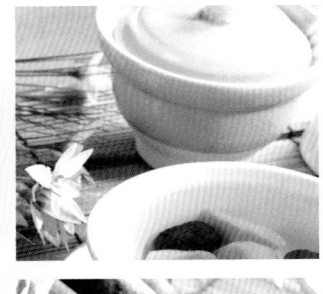
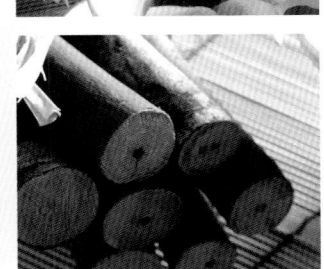
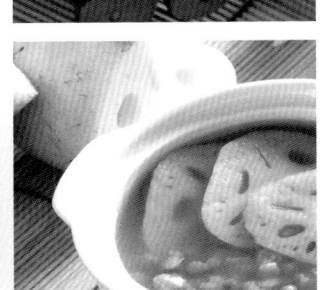

Part Ⅳ | 自然止咳法 68

止咳妙方Q&A

Part Ⅴ | Dr. Wu 的問診室 97

附錄篇 109

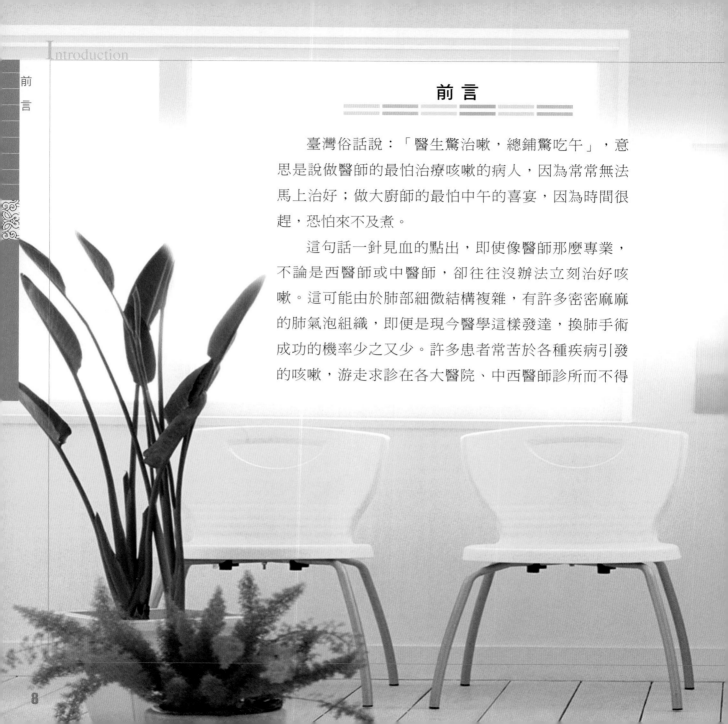

前 言

　　臺灣俗話說：「醫生驚治嗽，總鋪驚吃午」，意思是說做醫師的最怕治療咳嗽的病人，因為常常無法馬上治好；做大廚師的最怕中午的喜宴，因為時間很趕，恐怕來不及煮。

　　這句話一針見血的點出，即使像醫師那麼專業，不論是西醫師或中醫師，卻往往沒辦法立刻治好咳嗽。這可能由於肺部細微結構複雜，有許多密密麻麻的肺氣泡組織，即便是現今醫學這樣發達，換肺手術成功的機率少之又少。許多患者常苦於各種疾病引發的咳嗽，游走求診在各大醫院、中西醫師診所而不得

解脫，甚至於轉而求助民間療法或密醫，結果咳嗽依舊反反覆覆無法斷根，不但花費無數，可能又引發其他的併發症。

咳嗽通常可在 1~2 星期之內就會痊癒，若是無其他症狀或併發症，並不需要急著找醫師治療，但假使咳嗽已經轉成喘鳴、呼吸急促、密集咳嗽、影響睡眠、超過兩週的咳嗽等現象，都應及早就醫。

咳嗽時，令人困擾不堪，甚至於全家不得安寧，因此除了尋求醫師的治療外，本書的重點在於分享與提供一般民眾可隨時隨地利用最方便、最安穩及最適當的食療、按摩、藥膳、外敷、拔罐等自然療法，來尋求更迅速的改善方法，希望大家日日健康又平安！

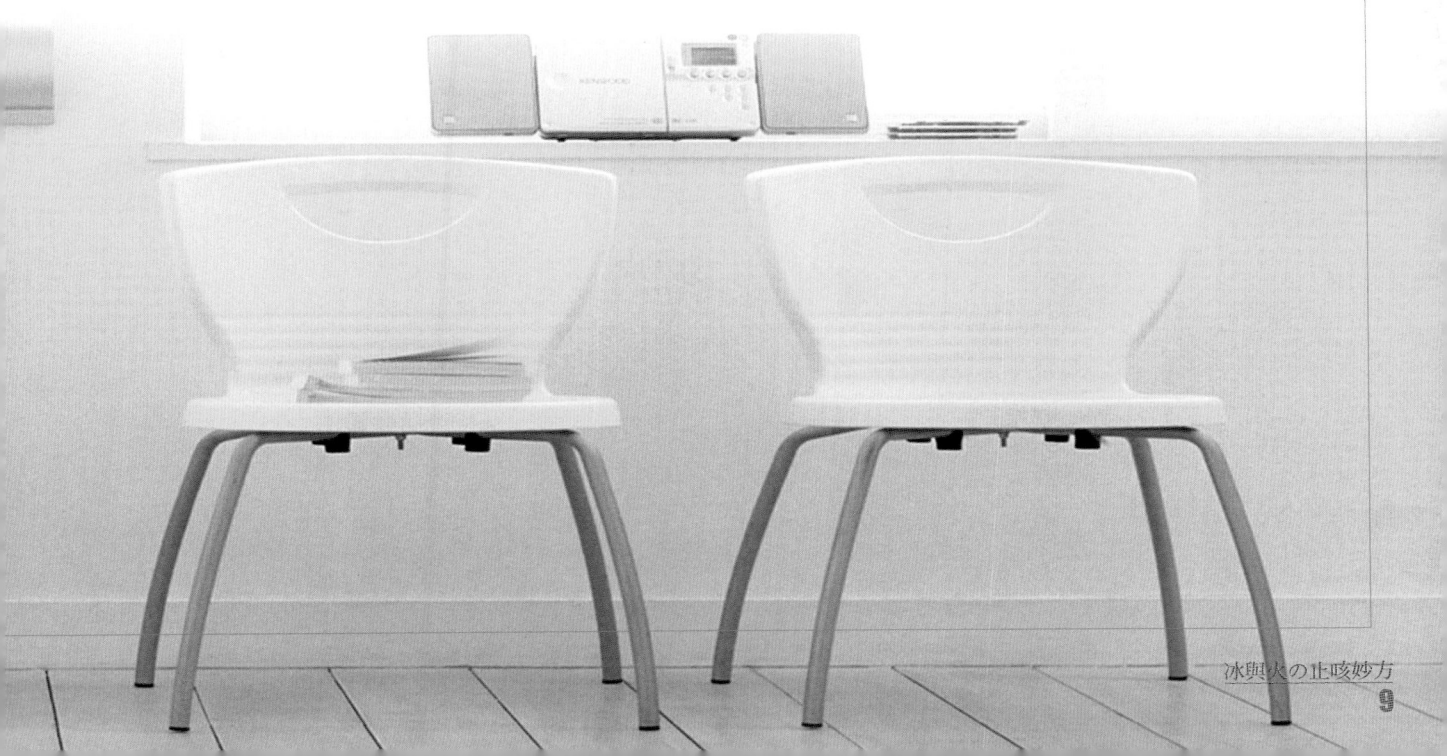

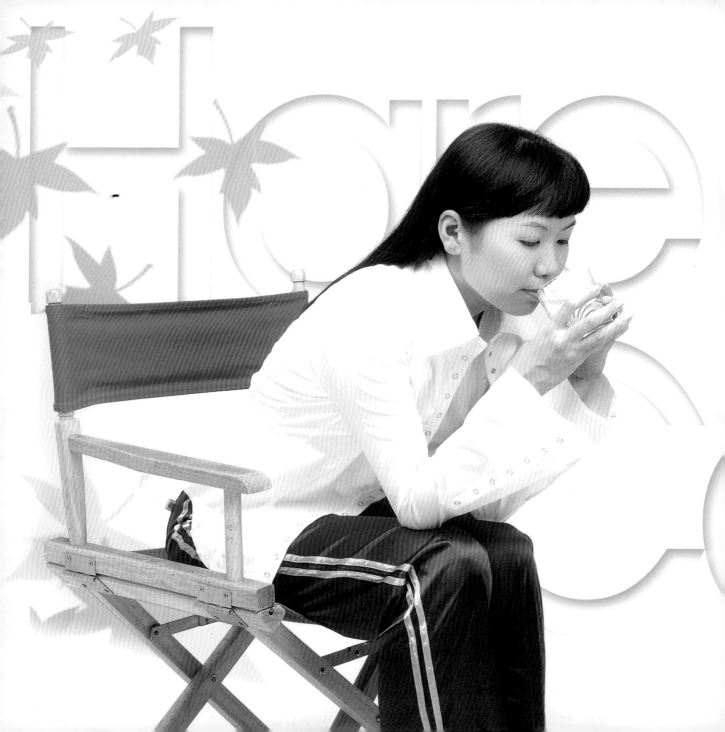

Part I

別再咳了！

咳嗽時，往往令人痛苦不已、困擾不堪，除了尋求醫師的治療外，本書的重點在於提供一般民眾可利用最方便、最安穩及最適當的食療、按摩、藥膳、外敷、拔罐等自然療法，找到更迅速的改善方法，希望大家日日健康又平安。

1. 為什麼會咳嗽

　　從生理學的角度來看，咳嗽是一種人體的自我防衛機轉，它能把呼吸道內的痰液、異物、細菌與病毒排出，從而保持呼吸道的清潔和通暢，有利於身體維持健康，所以咳嗽對人體而言，是一個相當重要的淨化機轉。

　　正常情況下，氣管上皮的纖毛細胞會以每秒 12 次的速率上下擺動，藉此運動將分泌物排出咽喉，當人體呼吸系統受到細菌或病毒的干擾而產生咳嗽，此時呼吸肌肉會快速收縮，關閉聲帶，胸腔內壓力急劇增加可達 300 毫米汞柱高 (mmHg)，然後在極短時間內，將聲帶打開，胸腔內氣體急速衝出，這衝出的氣流速度可高達每小時 800 公里，可將數以萬計的細菌或病毒帶出體外。

》1. 咳嗽與痰

　　一般來說，醫學上使用治療咳嗽的藥物其主要成分通常包括「鎮咳劑」和「去痰劑」。也就是說，咳嗽通常會伴隨而來的，就是「痰」。

　　因此，偶發的輕微咳嗽，會隨著痰液的排除而逐漸緩解，不必著急和盲目使用止咳藥。但對於較頻繁和劇烈的咳嗽且會影響到人們的工作、生活和學習時，咳嗽次數、嚴重度或時段與以前不一樣，咳痰中帶血，持續性沙啞，或者咳嗽已超過二星期以上，就應該迅速就醫，以期對症下藥或使用其他物理、自然療法來止咳化痰。

》2. 咳嗽的原因

　　研究顯示，咳嗽的原因很多，常見的至少數十種，總數可能超過一百種以上。主要是因為人體的呼吸器官相關的組織，如鼻、副鼻竇、咽、喉、氣管、支氣管、肺部、肋膜、心包膜、橫膈膜、耳膜等受到刺激就會引起咳嗽，換句話說，當人們感冒、咽喉炎、急慢性支氣管炎、支氣管哮喘、肺炎、肺氣腫、肺水腫、肺膿瘍、肺結核、肺癌、自發性氣胸、肋膜炎、刺激性氣體侵入（**香菸、油煙、油漆、化學物品等**）、溫度冷熱變化過大、氣候太乾燥、吸入過敏原（**花粉、灰塵、塵蟎等**）、腫瘤、動脈剝離、肺血管栓塞症、心臟衰竭、胃部的病變、情緒起伏過強、耳毛太長時、吃某類藥物或食品、感染病毒等，都會引起咳嗽。

　　很多不明原因的咳嗽有時很難找到真正的答案，使得醫師與病患都會感到相當的困擾，醫師為了尋找其原因，通常會反覆檢查該病患的病史、相關物理診斷、胸部 X 光與副鼻竇攝影、遠離刺激物至少四星期（**香菸等**）、皮膚過敏試驗、支氣管藥物激發試驗、軟式纖維支氣管鏡檢查、上消化道攝影、24 小時食道酸鹼度測定等等。

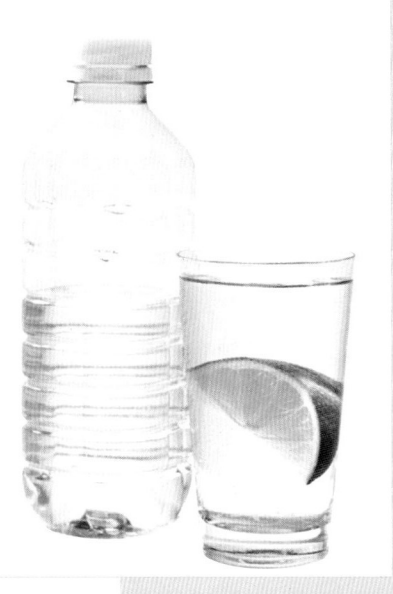

》3.「痰」是什麼？

　　中醫學所言的「痰」有兩種定義，狹義的痰僅指咽喉所咯出的痰液，而廣義的痰則泛指留在體內的經絡、四肢、臟腑等，產生不同的病況，如痰滯留在經絡則變成瘰癧、痰核，滯留在四肢則引發四肢麻木，滯留在肺則成咳喘，滯留在胃則成惡心欲嘔，滯留在頭部則成眩暈，滯留在心則成心悸或神志不清等等症狀，故「痰為百病之源」，其表現各有不同，茲分述如下：

Cough

A. 濕痰

出現有咳嗽、痰多色白、舌苔厚膩、胸悶、四肢困倦等症狀，常見於慢性呼吸道炎症、急性支氣管炎，施治原則宜「燥濕化痰」，適用處方為二陳湯加平胃散。

B. 寒痰

出現有咳嗽、痰色白而清稀、舌苔白潤、脈弦（脈長而直，如按琴弦）、形寒（形體畏寒）、肢冷等症狀，常見於慢性呼吸道炎症、急性支氣管炎，施治原則宜「溫肺化痰」，適用處方為小青龍湯。

C. 熱痰

出現有咳嗽氣急、痰黃而稠或痰色雖白但黏著難出、舌紅口乾、脈滑數（脈來去流利，如盤走珠，每分鐘脈搏 90 次以上）、發燒、胸痛等症狀。熱痰可分兩種：一為痰火乃痰熱內蘊化火反覆發作（痰熱壅阻於呼吸道，而導致發炎，發生咳嗽、發熱、痰鳴、胸悶等合併感染症狀）；一為燥痰乃熱痰其量少且黏而難出、或痰中帶有血絲、唇舌咽喉乾燥。熱痰常見於急性呼吸道炎症或慢性呼吸道炎症急性發作，施治原則宜「清熱解毒」，適用處方為銀翹散加桑菊飲。

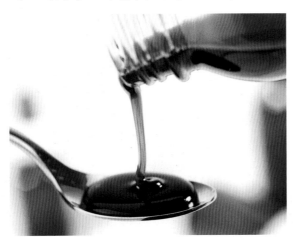

D. 風痰

出現有突然跌倒、昏迷、口吐白沫、抽搐反覆發作等症狀，常見於癲癇、口喎眼斜（顏面神經麻痺）、舌強語蹇（中風之後，言語牽強，舌轉不順）、小兒驚厥、急性支氣管炎等。施治原則宜「祛風痰」，適用處方為定癇丸、牽正散，加上祛風痰單味藥如僵蠶、半夏、竹瀝、薑汁等。

E. 痰濁上擾

出現有頭昏、頭脹重、胸悶、惡心、失眠、無食欲、舌苔白膩或黃膩、 脈滑（脈應指圓滑）或弦滑（脈長而直如按琴弦，且應指圓滑）等症狀，嚴重時還會劇烈眩暈、無法視物、不能起坐行走，常見於高血壓、梅尼爾氏症、小腦或腦幹血管病變等，施治原則宜「健脾化痰兼平息肝風」，適用處方為半夏白朮天麻湯、真武湯等。

F. 痰迷心竅 （濁痰蒙蔽心包膜及周圍組織，而影響意識）

出現有舌苔厚膩、脈滑（脈應指圓滑）、發燒、神志昏迷或精神錯亂等症狀，常見於中風、外感風寒、精神病（痴、癲、狂躁）等，施治原則宜「豁痰開竅」，適用處方為至寶丹、蘇合香丸，加上開竅化痰單味藥如遠志、半夏、菖蒲等。

G. 痰留經絡

出現有舌苔白膩、脈滑（脈應指圓滑）、按起來軟軟的腫塊，常見於痰核（無名腫塊，即濕痰流聚於皮下，身體各部位發生有大小不等，多少不一之結塊。本症不紅不熱，不硬不痛，如同果核般軟滑，推之不移，一般不會化膿潰破）、嬰瘤（甲狀腺腫瘤）、瘰癧（頭頸部淋巴結的慢性感染性疾病）等症，施治原則宜「消痰軟堅」，適用處方為夏枯草膏、內消瘰癧丸等。

H. 痰留四肢

出現有舌苔白膩、脈滑（脈應指圓滑）、上肢或下肢或其中一肢麻木痠痛，常見於風寒濕痹（風、寒、濕所引起的痹症），施治原則亦是「消痰軟堅」，適用處方為指迷茯苓丸。

I. 痰留胸脅

　　出現有咳嗽、痰涎色白、脈沉弦（脈輕取不應，重按始得且長而直，如按琴弦）、胸脅疼痛、呼吸或轉側時牽引更痛，常見於水飲病，施治原則亦是「化飲逐痰」，適用處方為小青龍湯、葶藶大棗瀉肺湯等。

2. 咳嗽的分類

　　中醫對咳嗽可簡單分為外感咳嗽，及內傷咳嗽兩大類。外感咳嗽又分為寒咳、熱咳、燥咳；內傷咳嗽則分為陰虛咳嗽、陽虛咳嗽兩種。

》1. 外感咳嗽

A. 寒咳（咳嗽清痰）

　　常見症狀為咳嗽、鼻塞、流清涕、惡寒或發熱無汗、頭痛、身痛、脈浮緊（浮取即得，重按反覺減弱；脈來緊張有力，應指繃急，如轉繩索）、舌苔薄白色。換句話說，其痰一般多為稀稀薄薄的且顏色較白，或有如泡沫狀或如雞蛋白，這類病人通常會覺得好像口水蠻多的，嘴唇的顏色也傾向色白，也較怕冷，有時會流鼻水、胸背發冷、食慾不振。寒咳現代醫學病名可能是急性支氣管炎、肺氣腫、支氣管擴張症、流行性感冒等症。用藥宜取「溫性藥」來祛痰止咳，如使用「小青龍湯或杏蘇散」為基礎，以宣肺化飲、溫中祛寒。

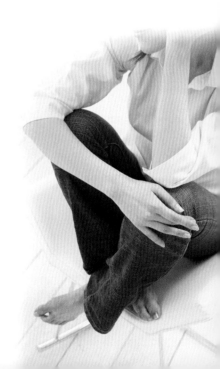

B. 熱咳（咳嗽痰稠）

　　常見症狀為發熱、惡風、口燥、咽乾、舌紅苔黃、脈浮滑（浮取即得且應指圓滑），換句話說其痰的顏色較黃且濃稠，口乾，嘴唇顏色較紅，尿液顏色深黃且較少，也較容易便秘或流鼻血。熱咳現代醫學病名亦可能是急慢性支氣管炎、急慢性咽炎、急慢性喉炎、肺膿瘍、支氣管擴張症、流行性感冒等症。用藥宜取「寒性藥」來平衡，如選擇「麻杏石甘湯或桑菊飲」為基礎，來解熱止咳。

C. 燥咳（乾咳無痰或痰中帶血絲）

　　常見症狀為乾咳，容易喉癢、舌紅苔黃燥、咽乾、口渴、痰少而黏或痰中帶血絲、脈數，或兼臉紅心煩、便祕、小便赤澀，多屬燥邪。燥咳，現代醫學病名可能是急慢性支氣管炎、肺結核、肺炎等症。宜使用滋潤藥如「清燥救肺湯」或「麥門冬湯」來清肺潤燥止咳。

》2. 內傷咳嗽

A. 陰虛咳嗽

　　咽喉乾痛、聲啞、痰膠黏且常想吐出來、或濃痰中帶血、便祕、脈多弦細數（脈形細小長如弦，且每分鐘跳 90 下以上）、舌紅無苔，厲害者會一陣一陣的發燒、嘴巴覺得苦苦的、夜間出盜汗。現代醫學病名可能是急慢性支氣管炎、咽喉炎、鼻咽炎等症。常用「麥門冬湯」滋陰清肺。

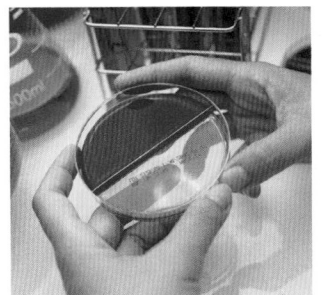

B. 陽虛咳嗽

　　咳嗽、呼吸急促、痰多而稀、且伴有嘔吐寒沫、面色萎黃、少氣（中氣不足）、惡寒（怕冷畏寒）、脈沉弱（脈沉而無力），常兼有大便溏泄（大便水水、稀稀的）、嗜臥欲躺（疲累缺氧一直想躺下來休息）。現代醫學病名可能是慢性支氣管炎、肺氣腫、久咳、氣喘等症。常用「參苓白朮散」來溫肺補脾。

Cough

以上幾種「正方」，除了處方應用之外，中醫師常再加單味藥來加強療效，如病毒頑強則加連翹、魚腥草來清熱解毒，如痰濃稠可加冬瓜子、桑白皮來化痰等等。

》3. 咳嗽的分類簡表

區別	痰的形態	症狀	舌象	脈搏	備註
寒咳	痰稀稀薄薄的且顏色較白	鼻塞、流清涕、惡寒	舌苔薄白色	脈浮緊	較怕冷、小便較清淡
熱咳	痰較黃且濃稠、或痰色雖白但黏著難出	發燒、怕吹風、口乾，嘴唇顏色較紅	舌體紅、舌苔黃	脈浮滑	尿液顏色深黃且較少
燥咳〈乾咳〉	無痰、或痰量少而黏、或痰中帶血絲	乾咳、容易喉癢、咽乾、口渴	舌體紅、舌苔黃燥	脈數（快）	小便赤澀、大便較乾
陰虛咳嗽	痰膠黏且常想吐出來、或濃痰中帶血	咽喉乾痛、聲啞	舌體紅、無舌苔	脈弦細	較常便祕
陽虛咳嗽	痰多而稀、且伴有嘔吐寒沫	呼吸急促、少氣、面色萎黃、惡寒	舌體淡、舌苔白	脈沉弱	常兼有大便溏泄、嗜臥欲躺
過敏的咳	痰似有似無	喉嚨偶癢、咽中似有異物	舌體淡紅、舌苔薄白	脈弱	大小便正常
百日咳	濃痰阻塞，要很用力的咳才能將痰排出	流鼻涕、輕微發燒，漸轉為「日輕夜重」的咳嗽	舌體紅、舌苔厚	脈細微數	嚴重時大小便失禁及嘔吐

備註：脈浮緊（浮取即得；脈來緊張有力，繃急）　　脈浮滑（浮取即得；且應指圓滑）
脈數（每分鐘脈搏 90 次以上）　脈弦細（脈長而直，如按琴弦）　脈沉弱（脈沉而且無力）
脈細微數（脈形細小，但跳動次數比正常的每分鐘 70 下還快些）

3. 特殊的咳嗽

》1. 過敏

　　咳了數十年的病例不勝枚舉，事實上「久咳不癒」主要是「支氣管過敏」所引起，其他病因只佔很小一部分。大部分是因為診斷錯誤，或沒對症下藥，或病人未按時服藥、亂吃不對症成藥、飲食習慣不好等，因而治療失敗，才導致咳個不停。

　　有時並沒有傷風感冒，但卻也老是咳個幾聲，也可能是呼吸系統脆弱所引起的「過敏的咳」。因為我們的氣管每天接觸許多過敏原及空氣中有害物質，受到傷害之機會自然大增，也就成為呼吸道系統最容易過敏的器官。人體對外來異物產生過度敏感之反應 (Hyper-sensitivity) 稱為過敏。

　　過敏性疾病之症狀琳瑯滿目，發生在不同器官，其症狀相差甚大。有的與感冒相似，常被誤以為是感冒，病人因而服用過多感冒藥，結果常傷害到胃，甚至引起皮膚過敏。有的與心臟病難以區分，常被當作心臟病治療，誤服心臟藥的結果，愈咳愈嚴重，甚至導致呼吸困難。有的誤以為自己得了內傷，誤服跌打損傷藥，除了增加肝腎解毒過濾的負擔與浪費金錢外，對健康毫無助益。

大部分咳嗽由過敏引起

　　很多人以為鼻涕倒流，或喉嚨發炎、扁桃腺發炎會引發咳嗽，事實上，鼻涕倒流並不會引起咳嗽（鼻涕在鼻腔本來就是倒著流，流出鼻孔，只是太多時才會感覺不舒服），而喉嚨發炎或扁桃腺發炎也不會引起咳嗽，只會痛或發燒，主要的咳嗽原因大多仍舊是支氣管過敏所引起。

Cough

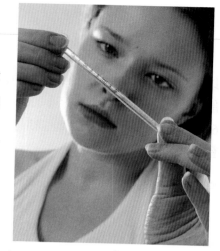

倘若一直治療鼻子、喉嚨、扁桃腺，沒對症下藥，咳嗽還是不會好。有的人咳了好幾個月，非常擔心他的肺部出問題，於是到處找醫生看，但照胸部 X 光結果卻正常，治療也一直都沒有明顯效果，又找不出原因，看病看到沒信心，不知如何是好。其實很明顯的，胸部 X 光正常，又無其他症狀，咳嗽仍是可能支氣管過敏所引起，只要對症下藥，很快就不咳了。

過敏的主要原因是吃進體內的食物不合適、遺傳基因、長期抽菸、受環境的外在刺激及細菌病毒感染、身體疲勞或衰弱而誘發。因此，具過敏性體質的人不僅應對過敏性症狀有所認識，更應徹底瞭解，把它當作生活中必備的常識，在診斷不確定之前就吃藥，只是吃了過多冤枉藥而已，對治療疾病毫無幫助。如此才能免於吃了過多冤枉藥，還因而被延誤治療。

》2. 百日咳

百日咳是由「百日咳桿菌」所引起的一種急性呼吸道傳染病，大多數發生在 5 歲以下的兒童，新生兒亦容易得病，主要是因為通過飛沫傳播，進入容易感染者呼吸道後，在氣管與支氣管黏膜上繁殖，並釋放出大量內毒素，引起黏膜發炎，產生大量膿性滲出液，引起痙攣性咳嗽。

其潛伏期約 1~3 周，從一般咳嗽、流鼻涕、輕微發燒，漸漸轉為「日輕夜重」的咳嗽，大約 7~10 天；然後轉為陣發性痙攣性咳嗽，發作時會頻頻短促咳嗽十餘聲，甚至於數十聲，接著發出一種特殊的吼聲，如此反覆咳很多遍，直到咳出黏痰。

換句話說，其呼吸道會因濃痰而阻塞，要很用力的咳才能將痰排出，激烈而且會持續很久的咳嗽成為該病的特徵。在咳嗽快結束時，患者會特別用力吸氣，此時空氣通過因發炎而狹窄的喉部，就會發出一種特別的倒吸一口氣的聲音，英文稱之為 whoop，所

以百日咳又有個 whooping cough 的英文別名。咳嗽嚴重時，可能同時出現涕淚縱橫、面紅耳赤、大小便失禁及嘔吐等症狀。6 個月內嬰兒患者，由於其咳嗽較無力，需注意偶爾會出現陣發窒息、抽搐等現象。

常在夜晚發生劇烈咳嗽

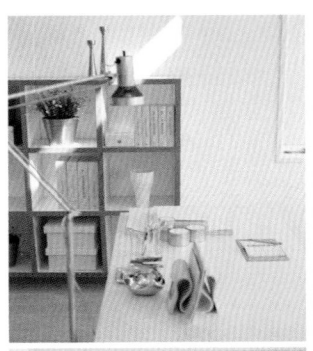

臨床病程大約可分為 3 期，各約持續 1~2 星期。一開始的黏膜炎期會有流鼻水、輕微咳嗽、輕度發燒等，類似一般感冒的症狀。但症狀在幾天內並不會改善，反而常常會更嚴重，此時會發生陣發性的咳嗽。

病人一旦咳嗽，鼻涕愈來愈濃，咳嗽愈來愈厲害，就會發生激烈發作，通常會像機關槍似地連續出現 5 聲以上的咳嗽，會使得病人覺得有近乎窒息的感覺，而且會咳得臉紅脖子粗，由於得急促的吸氣而會發出喘鳴的聲音，到最後甚至發生嘔吐的現象，或使孩子的臉色呈暗紅或發紫。

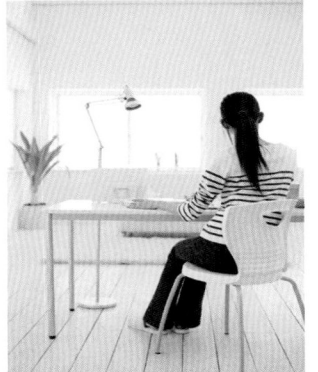

這種激烈咳嗽通常比較容易出現在晚上，從 2 週到 10 週不等（陣咳期），然後逐漸緩和下來（恢復期），但也可能持續咳幾個月。在痊癒以後的 1 年內，得到一般感冒的時候也可能又出現類似百日咳的劇咳，但是這些症狀通常不是因為百日咳菌的再感染或再活化，而是恢復期常有的現象。

目前由於預防注射的實施，百日咳已較少見。但如果你的孩子沒有注射預防疫苗而持續咳嗽，或當咳嗽時臉色發青，就要去看醫生，千萬不要擅自給孩子吃止咳藥，以免痰卡住氣管，發生危險。咳嗽後也不要立刻餵食，以少量多餐的方式餵食，可以減少咳嗽後的嘔吐。

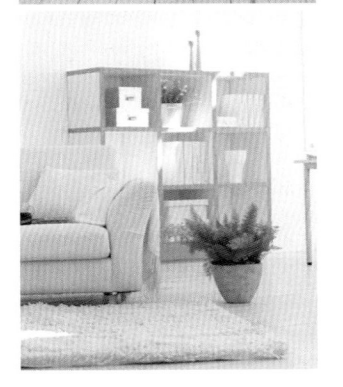

》3. 咳血

　　一般人出現咳血症狀時，往往會馬上懷疑自己是否得到了肺結核或是肺癌，在胸腔內科的門診中，咳血是最容易引起病患驚恐的症狀之一。其實可能引發咳血的原因很多，從單純的支氣管炎、後鼻孔流血、牙齦出血、自體免疫失常疾病、肺結核復發、結核疤痕造成支氣管擴張、肺腫瘤、黴菌感染、支氣管炎、肺炎，到令人寢食不安的肺癌，都有可能造成咳血。

　　按照定義，咳血時所咳出的血液應是從「下呼吸道」而來，其中血液的含量大部分是痰中帶有血絲，少數則會咳出大量鮮血。位於咽喉的口咽腔是上呼吸道、下呼吸道及上消化道的交會處，因此痰中帶有血絲，不見得一定是下呼吸道出血。

　　例如牙周病患者早晨刷牙後，牙齦出血常會和痰液混合清出，往往被誤以為是咳血。至於會大量咳血，多半是是胃腸道出血，通常消化道出血顏色呈暗紅，且常伴有食物殘渣，和咳血時鮮血帶泡沫的鹼性血不同，臨床上只要仔細觀察，不難和真正的咳血區分。

應立即到醫院檢查

　　以前曾得過肺結核的病人，若是出現咳血，則應該考慮結核復發、結核疤痕造成支氣管擴張、肺腫瘤或是黴菌感染。年輕不抽菸的病患出現咳血，多半是支氣管擴張、支氣管炎或是肺炎等良性的疾病引起的。

　　對於咳血的病患，初步的檢查通常包括胸部X光、痰液化驗及抽血三大部分。大部分的咳血病患，經過詳細的病史詢問、理學檢查後，都能找出咳血的原因。少數無法找到確切咳血原因的病患，經過醫師適當處理，其預後大都不錯，只要日後密切追蹤，通常都能維持良好的狀況。

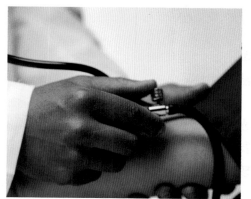

》4. 肺結核

　　肺結核主要經空氣傳染，換句話說，藉由患者帶了結核菌咳出來的飛沫傳播出去的，當人體吸入結核菌，便會在肺部慢慢產生病灶，如果再進入血中，會引起腦膜炎、骨髓炎或尿道感染。倘若出現 2~3 星期以上的咳嗽，也有可能是罹患了肺結核，每年臺灣新發現的肺結核病例數大約在 1 萬 6 千到 2 萬之間，不久前有幾家醫院和學校出現肺結核的病例，著實引起了不小的騷動，大家對會傳染的疾病總是印象深刻，這種怕被染到的恐懼，縈繞在腦海中，久久揮之不去。

　　台灣肺結核的新病例，常常發生於個人抗病能力薄弱（身染慢性疾病如糖尿病、肝硬化、尿毒及愛滋帶原者），生活習慣不良（熬夜、抽菸喝酒、不運動等），或是社會經濟較低層、居家環境衛生不良的居民（如台東、花蓮的原住民），主要原因是免疫力低下，加上惡劣環境，增加感染的機率而造成感染。

沒有持續服藥　易再復發

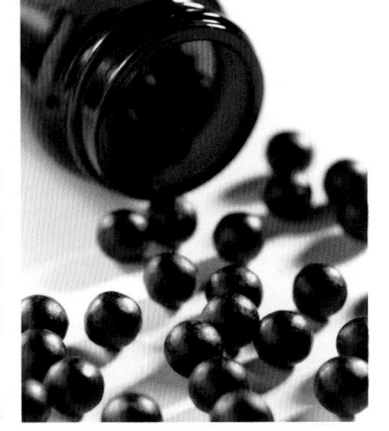

　　肺結核是一個古老的疾病，目前有再度增加的趨勢，一方面由於許多醫師與患者幾乎已經忽略它的症狀，很容易誤為一般感冒；另一方面現代醫學治療結核病的疫苗需連續服用「長達六個月」，很多病人一不小心沒有持續服藥，就會產生抗藥反應，療效就無法達到，這就是此病無法迅速根絕的主要原因。

　　實際上，如果民眾出現久咳不癒的情況，應趕緊作 X 光檢查，以期早日發現肺結核及肺外結核，早期治療，因為目前肺結核疾病的療效相當令人滿意，無需太過於擔心，只要「耐心」配合服用抗結核藥物，半年到一年便能完全治癒。

　　但是如果不持之以恆，第二次治療的效果只剩一半，因此抓緊治療時機是非常重要

的，家中只要有一人患有肺結核，最好「全家」都能接受胸部 X 光檢查，以排除全家遭受感染。值得注意的是，很多病例是屬於肺外結核病例，也就是結核菌跑到皮膚、骨頭、腸、淋巴結或其他器官，讓患者誤以為是其他疾病，而去看其他科別，若醫師沒有診斷到是肺結核，可能會延誤治療，擴大感染。肺外結核約佔結核病的 10~20% ，顯示防治結核病不只是胸腔科醫師的事，其他科別醫師也要留心。

》5. 哮喘

　　呼吸急促、張口抬肩為「喘」，喘而喉間有聲則稱「哮」，哮喘乃是氣管及支氣管對某種刺激持續反應亢奮的狀態，導致呼吸管道痙攣與浮腫而變得狹窄，出現呼吸困難、咳嗽與喘鳴現象，尤其「吐氣」發生困難，是一種常見的肺部過敏疾病。

　　肺受風寒氣機失利、痰火犯肺、肺失肅降、肺虛、肺氣鬱結氣逆不降、腎氣虛寒痰阻肺、痰飲、塵垢、塵蟎、心理因素、花粉、羽毛枕被、動物的毛、地毯、煙霧、窗簾污垢、焦慮、興奮、冰冷食物、內分泌失調、自律神經失調或不明原因，都可能引起哮喘。

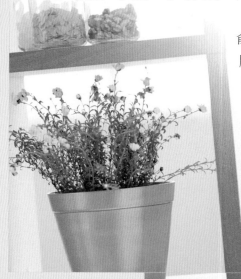

　　針灸能馬上改善其喘急的情況，可使用以下穴位：肺俞穴（灸）、膻中穴（灸）、膏肓穴（灸）、太淵穴、偏歷穴、合谷穴、列缺穴，或尺澤穴、風池穴、曲池穴、雲門穴、中府穴、豐隆穴、足三里穴、腎俞穴（灸）等，針法採用採平補平瀉的刺激量，針30 至 40 分鐘。緩解後每隔一天針灸 1 次，每次針 30 分鐘，30 次為一個療程，可達到相當不錯的狀況，避免氣喘的頻頻發作。

中藥加穴位按摩效果不錯

　　使用中藥亦是頗佳的選擇，頭痛惡寒或發熱、多稀薄痰、舌苔白、脈浮滑（浮取即得且應指圓滑）的「寒

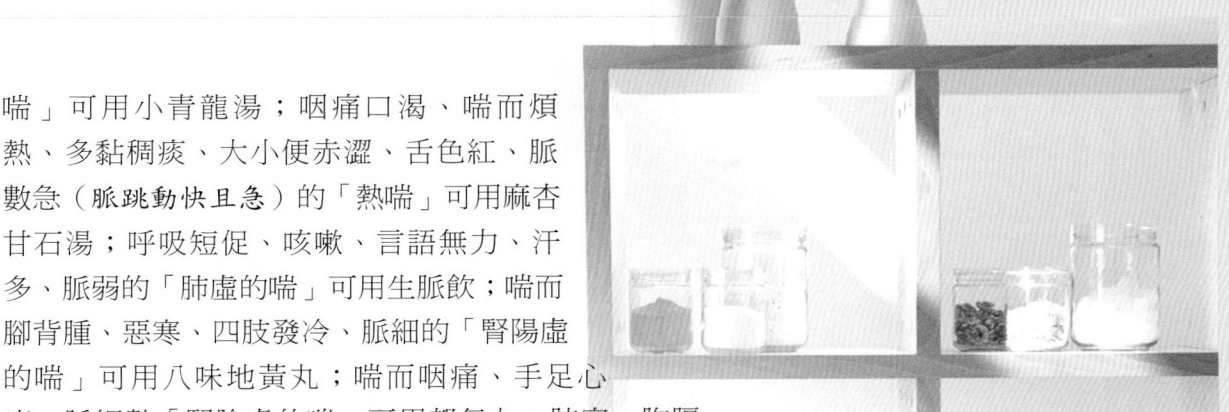

喘」可用小青龍湯；咽痛口渴、喘而煩熱、多黏稠痰、大小便赤澀、舌色紅、脈數急（脈跳動快且急）的「熱喘」可用麻杏甘石湯；呼吸短促、咳嗽、言語無力、汗多、脈弱的「肺虛的喘」可用生脈飲；喘而腳背腫、惡寒、四肢發冷、脈細的「腎陽虛的喘」可用八味地黃丸；喘而咽痛、手足心痛、脈細數「腎陰虛的喘」可用都氣丸；肺寒、胸膈滿悶、多清稀痰涎、舌苔白滑、脈沉緊（沉而有力）的「冷哮」可用蘇子降氣湯；膈熱、煩悶不安、舌苔多黃濁、脈滑數（脈應指風滑且速度快）的「熱哮」可用玉涎丹來治療。

　　氣喘急性發作時，在尚未找到醫師前，趕緊持續按摩「上背心」，可立即緩解部分症狀，因為上背心有許多治療肺病的穴位，如肺俞穴、膏肓穴等等。方法是先將雙手搓熱，再將上背心脊椎左右兩側區域，做上下搓揉按摩至少 20 分鐘至半小時，按摩前後喝一杯溫開水以利新陳代謝。

　　減少氣喘的發生，良好的生活習慣非常重要，即常保持所處環境清潔乾淨不潮濕，早睡早起，心情愉快，不吃冰飲與油炸物，不抽菸喝酒。若想徹底治好哮喘症，依個人建議針灸+中藥+氣功運動，實是最佳選擇。挑選一個正派的氣功來練習，如少林易筋經、武當太極拳等等，都可確實改善體質，轉弱為強，避免老毛病的再發生。

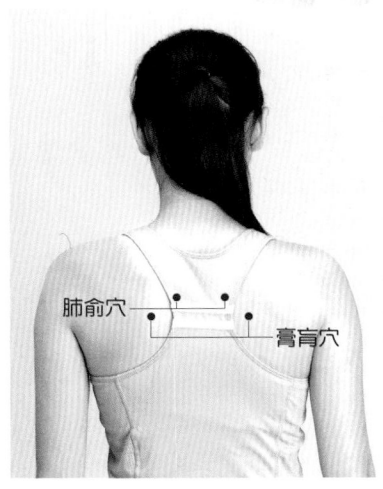

肺俞穴

膏肓穴

▲ 多按摩上背部位，可舒緩咳嗽症狀

Cough

4. 咳嗽應忌吃的食物

　　由於寒性食物會使血管或器官收縮，影響身體循環功能，冰冷的食物可能會刺激氣管與黏膜產生咳嗽、打噴嚏、流鼻水不止的現象；燥熱的食物則會消耗呼吸道黏膜組織的分泌，使得管道愈來愈枯燥，因而更容易發生咳嗽。高熱量食物可能會增加體內發炎物質，一旦出現過敏反應時易產生較嚴重的症狀。

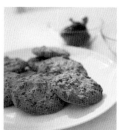

　　所以，注意在咳嗽期間，千萬不可吃到「太寒冷」或「太燥熱」的食物，會使咳嗽更難痊癒。

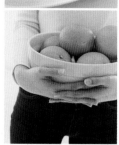

　　如在感冒當中或咳嗽初起時，一沒注意吃到太涼的食物，如橘子、綠豆湯、葡萄柚、西瓜、香瓜、椰子汁、冰淇淋、冰飲料、汽水可樂等；或燥熱的食物如辣椒、胡椒、麻辣火鍋等；烤炸物（炸排骨、炸雞、芝麻球、炒花生、薯片、餅乾、泡麵……）；而咖啡和酒精等飲料會刺激食道，也是較容易引起咳嗽的。因此，假如您不遵守這些禁忌，不論您怎麼去看醫生和吃藥，就是好不了的。

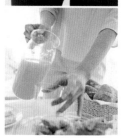

　　此外，氣管最怕「煙」了，當聞到煙味、空氣污染等，我們的喉間馬上會癢癢的，以咳嗽來試圖清除，君不見許多火災中喪生的都是被煙「嗆死」的居多，真正被火燒死的反而比較少。因此，平常最好不要抽菸、吸二手菸，並注意廚房的排煙順暢，及四周環境的空氣品質，以免咳個不停。

5.容易引發咳嗽的時間

　　一般而言，會咳嗽的人，只要聞到刺激性物品，或吃到不對的食物，或是再度受到風寒，都會馬上咳嗽。

　　有時雖沒做什麼事，也沒出去，亦沒吃東西，但也可能在一天當中的每一個時辰都會咳嗽，不過在非正式統計之下，病人往往會在「半夜」咳得較厲害，尤其小朋友們。

　　這可能是由於凌晨 3 點至 5 點為「肺部經絡」循環的主要時間，也就是說這兩小時是我們身體的「呼吸系統」（肺部、氣管、支氣管、咽喉及皮膚等）在「微調更新」的時間，倘若傷了風寒，這時候肺部無法百分之百調較平衡，往往就會咳得更劇烈。

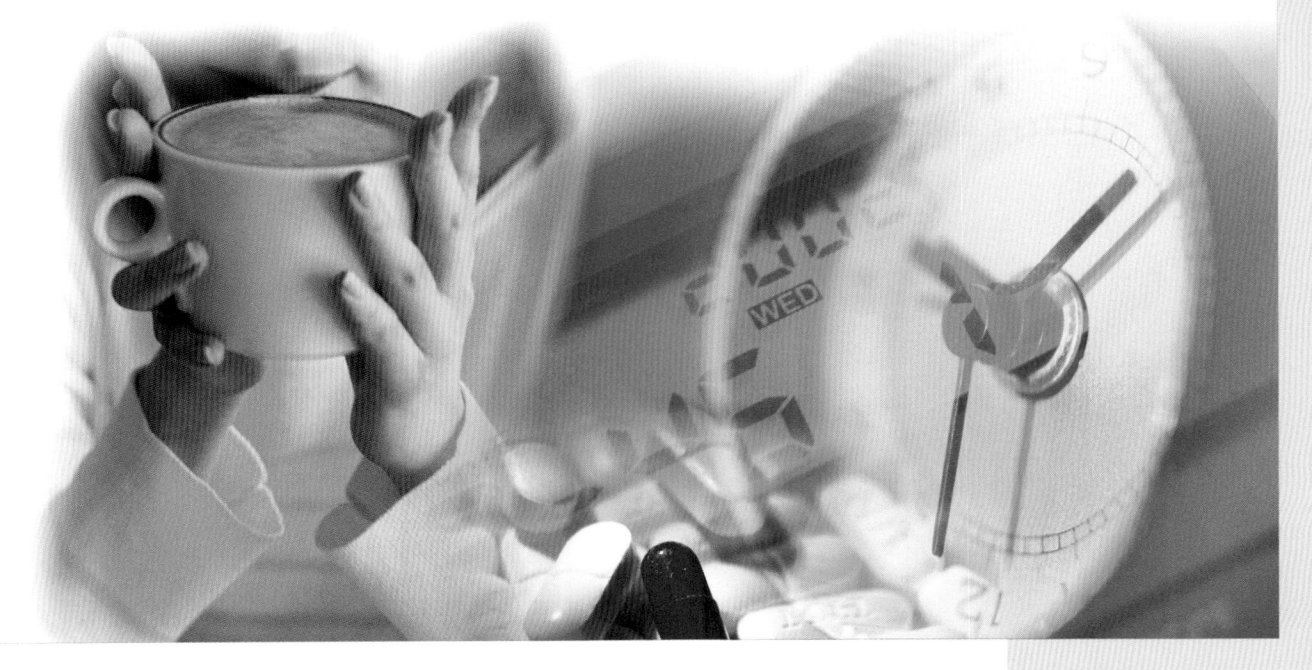

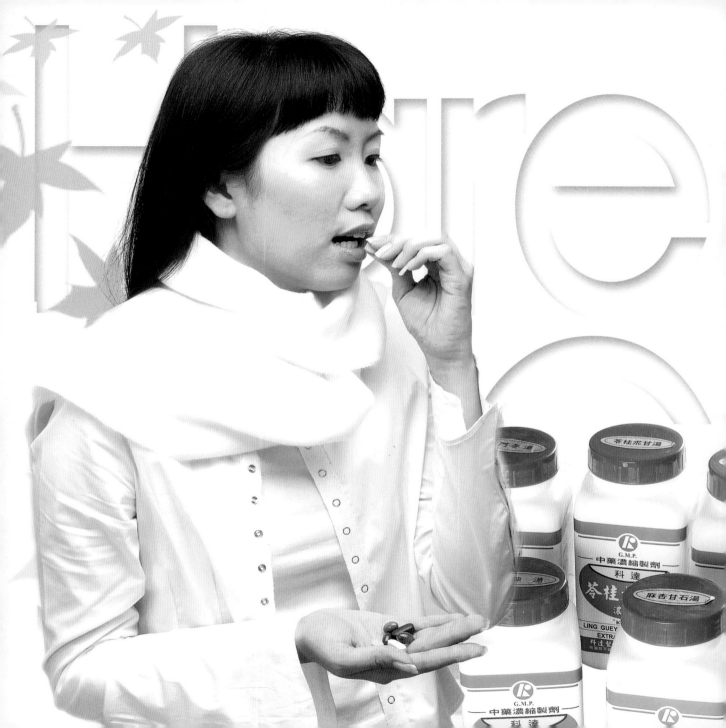

Part II

小心吃藥止咳

多 數人想要自行減輕喉嚨對咳嗽反射作用的痛楚，並勉強抑制咳嗽，其療效並不明顯。咳嗽其實是保護人體、清除體內異物的重要機制，一直使用壓抑藥物來治咳嗽，反而使得痰液持續留在呼吸道中，可能引發進一步的感染，使症狀加重。因此，藉由藥物止咳要小心，以免延誤病情。

Cough

1. 十大中藥處方止咳法

　　以下處方均可使用科學中藥濃縮粉劑，因為科學中藥均是國家標準的合格製藥廠商根據傳統醫學典籍加上科學實驗所做成一定比例的藥粉，頗為方便且安全有效。

　　一般而言，12歲以上者每人每次約可使用 4~6 公克，以溫開水約 40cc 攪勻後服下，再喝點溫開水，一日 3 次。12 歲以下則減半分量。

　　由於每個人的體質與病情都不盡相同，有的人一半的分量就有用，有的人則需加倍，有的人則需多服幾次，使用前宜請教中醫師，以免產生副作用或症狀加劇。

》1. 二陳湯

症狀：咳嗽、痰濁、胃中寒濕。

成分：薑半夏2錢、茯苓2錢、陳皮1.5錢、甘草0.5錢。

功效：止咳袪痰、健胃止嘔，對痰濕咳嗽、寒咳、支氣管痙攣、慢性支氣管炎、氣管炎、慢性胃炎嘔吐都有其療效。

注意：口渴舌紅、無苔少津者忌用。

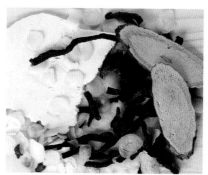

》2. 導痰湯

症狀：咳嗽、痰涎壅盛、寒痰膠固、惡心發熱、背寒、無食慾、中風痰盛、眩暈。

成分：薑半夏2錢、茯苓2錢、陳皮1.5錢、甘草0.5錢、膽星1錢、枳實1錢、生薑2片。

功效：鎮咳豁痰。

注意：乾咳、咳血、舌暗紅、口渴者忌之。

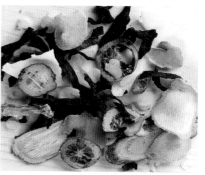

》3. 小柴胡湯

症狀：嘴巴會覺得苦苦的、咽喉乾乾的，往來寒熱（一下子發熱一下子發冷）、默默不欲飲食的咳嗽，或惡心欲嘔者。

成分：柴胡2錢、半夏2錢、吉林參1.5錢、黃芩1.5錢、炙甘草1.5錢、生薑2片、大棗2個。

功效：能和解表裡的毛病，中醫常使用在感冒經過 3~5 日尚未完全退熱，但有咳黏痰的咳嗽，或口苦噁心、急慢性支氣管炎、扁桃腺炎、中耳炎（耳朵容易流膿）等症。此方也適用脅肋脹痛、喘咳吐痰、但大便正常的咳嗽。

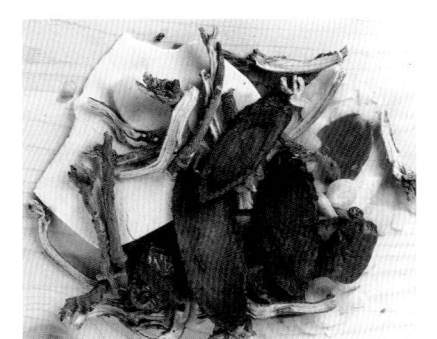

》4. 麥門冬湯

症狀：咳逆上氣，口乾、咽燥，乾咳無痰，舌紅少苔，脈虛數，或咯痰不爽，或咳有血絲，或兼有發燒。

成分：麥冬2錢、粳米2.5錢、半夏2.5錢、大棗1.5個、吉林參1錢、甘草1錢。

功效：中醫常用在熱咳、乾咳、支氣管炎、咽喉炎、咽喉乾燥喉頭發炎有異物感、百日咳、肺炎、聲啞、燥咳、咳嗽時面孔發紅咳聲較輕且連續不斷痰黏少而不易咯出等症。

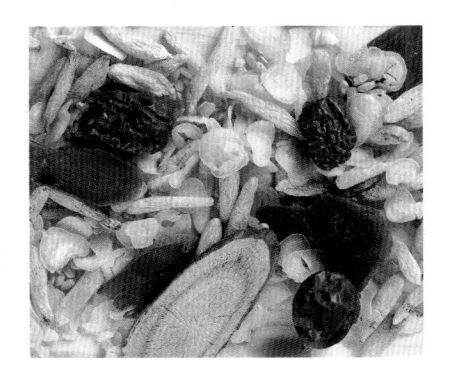

注意：惟寒性咳嗽（清白痰多，咽喉與口不覺得乾燥）則不適合使用本方。

》5. 苓桂朮甘湯

症狀：心下有痰飲（痰飲之水流在膈間），胸脅支滿（胸脅部脹滿悶），支滿阻礙陽氣，不得上通於頭目，故目眩也。

成分：以茯苓4錢淡滲以利水飲，桂枝3錢宣導以行陽氣，白朮2錢去濕健脾，甘草2錢和平益氣，同為補土制水之劑。

功效：中醫常用在寒咳、痰多而咳、咳嗽且暈眩、咳嗽且眼壓高，或眩暈伴有心悸、心胸脹滿、小便減少、浮腫等症。

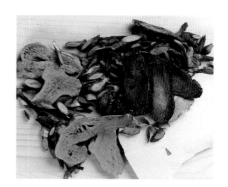

》6. 麻杏甘石湯

症狀：高燒、咳嗽、口渴喜飲、脈搏快且滑。

成分：麻黃2錢、杏仁2錢、炙甘草1錢、石膏5錢。

功效：清肺、平喘、泄熱、止咳，對於外感風邪，引起的發燒、咳逆、呼吸急促、鼻痛、口渴，出汗多或沒有汗，患者舌苔呈現薄白色或黃色，脈搏快數且滑者，都可使用。所以中醫常使用在百日咳、肺炎引起的咳嗽、支氣管病變、熱性氣喘、熱咳，或喘咳，身熱不解，甚或鼻翼煽動（鼻側顫動），口渴喜飲等症。

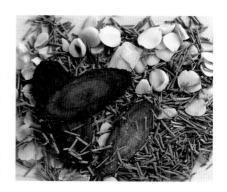

注意：寒症咳嗽（鼻流清涕、畏寒怕風）、虛喘、肺虛、心臟病患者，不宜使用。

》7. 桑菊飲

症狀：太陰風溫，但咳（熱傷肺絡），不甚熱（病不重也），微渴者（熱不甚也），故以辛涼輕劑，桑菊飲主之。

成分：杏仁1錢、連翹2錢、薄荷1錢、桑葉2錢、菊花2錢、桔梗1錢、甘草1錢、葦根1錢。

功效：常用在熱咳、乾咳、流行性感冒、急性扁桃腺炎、支氣管炎、咽喉炎等症。

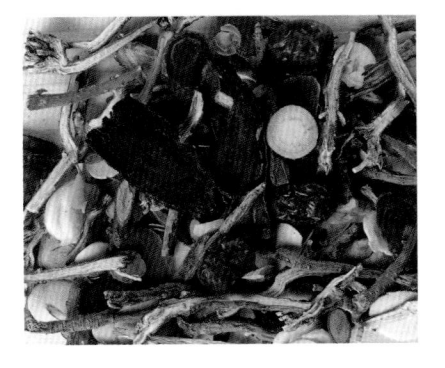

》8. 柴胡桂枝湯

症狀：低燒不退，多日咳嗽，但無明顯症狀的咳嗽發熱，汗出，肢節疼痛，微嘔伴食慾不振者。

成分：柴胡4錢、桂枝1.5錢、半夏1.5錢、吉林參1.5錢、黃芩1.5錢、炙甘草1.5錢、生薑1.5錢、大棗6顆、白芍藥1.5錢。

功效：常用於久咳、頭痛多日或長期頭痛、感冒（服過發散劑後仍未全癒之感冒屢有成效）、流行性感冒、肋間神經痛、咳嗽兼有慢性腸胃炎、胃痛、胃腸潰瘍、慢性肝炎等症。此外，若有不明原因症狀或疾病，暫時無法判斷給方時，可用柴胡桂枝湯，因為它能調和營衛氣血。

Cough

》9. 小青龍湯

症狀：咳逆，倚息不得臥（只能靠著休息不能躺下來，否則會咳），乃內有痰飲外又受寒。

成分：麻黃（去節）1.5錢、芍藥1.5錢、乾薑1錢、甘草1.5錢、桂枝1.5錢、細辛1.5錢、半夏1錢、五味子1錢。

功效：常用於寒咳、寒性氣喘、身體疼重頭面四肢浮腫、呼吸急促而無法好好睡覺的咳嗽、過敏性鼻炎等症。

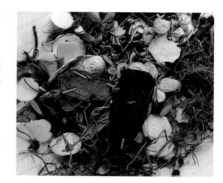

》10. 清燥救肺湯

症狀：諸氣膹鬱（肺氣鬱閉而不宣，有喘急痞悶之症狀，屬於肺之燥也），諸痿喘嘔（肺痿喘咳易嘔之症）之因於燥者（諸痿喘嘔之屬於上者，亦屬於肺之燥也）。

成分：石膏3錢、甘草0.8錢、霜桑葉3錢、吉林參0.7錢、杏仁0.7錢、胡麻仁0.8錢、阿膠0.8錢、麥冬1.2錢、枇杷葉2錢。

功效：中醫常用於燥咳、抽菸者過敏咳嗽、咳血等症。

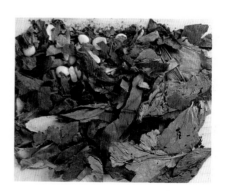

2. 受傷喘咳止咳法

若因出血過多，面黑胸脹，胸膈痛而發喘咳者，乃「氣虛血乘於肺也」，急用「二味參蘇飲」，緩則難救。其組成人參 1 兩、蘇木 2 兩，水煎服。

若受傷後，咳血、流鼻血而喘者，乃「氣逆血蘊於肺也」，只可用活血行氣法，不可用下法（使腹瀉法），宜「十味參蘇飲」治之，其組成為人參、紫蘇、半夏、茯苓、陳皮、桔梗、前胡、葛根、枳實等各 1 錢，甘草 5 分、薑 2 薄片，水煎服。

「參蘇飲」處方可至中醫診所或中藥房 買，若使用各 GMP 藥廠的科學中藥濃縮粉劑，成人每次總量約 4~6 公克，一日 3~5 次，溫水服下。12 歲以下減半分量。若有疑問使用前宜請教中醫師。

3. 不要隨便服用止咳成藥

不論男女老少在一年之中多多少少曾有咳嗽的困擾，面對不停的咳嗽多數人習慣服用綜合感冒糖漿、咳嗽藥水或喉糖，希望止咳化痰，但效果不一。有的藥廠還加了果汁味，使更容易入口，這些藥物通常混有數種藥用成分，例如可待因、減少鼻水分泌作用的抗組織胺及支氣管擴張劑，有些居心不良的人會濫用這些藥物的副作用去達到類似上癮的效果。

事實上，這些藥水其不同的成分有不同的效果，但多半對身心造成部分的影響，例如昏昏欲睡、目光散漫、瞳孔放大、失去方向感、記憶力減退、語言不清等。若大量使用會引起幻覺、幻聽，與精神分裂的徵狀相似，呼吸系統會受到影響，與心跳變得不規律。

　　倘若長期濫用這些藥物可能導致更多的問題如疲倦、蛀牙（因為藥水的糖分很高）、手抖、大汗淋漓、無食欲、便秘、尿失常、皮膚和口腔乾燥等毛病。或引起失眠、精神緊張以及情緒不穩的行為。

可能引發嚴重感染

　　多數人想要自行減輕喉嚨對咳嗽反射作用的痛楚，並勉強抑制咳嗽，其療效並不明顯。咳嗽其實是保護人體、清除體內異物（細菌病毒等）的重要機制，一直使用壓抑藥物來治咳嗽（抑制呼吸道排異物的本能反應），反而使得痰液持續留在呼吸道中，可能引發進一步的感染，使症狀加重。

　　因此最好由醫生開出正確合適的處方來服用，才是安全有效的方法。惟許多民眾竟至濫用，衛生署曾追蹤洗腎病患增加原因之一，竟然是有部分民眾一感冒時，就把感冒糖漿或咳嗽糖漿當做飲料來喝，原本 1 瓶藥指示需分為 3 次使用，他們為了速效卻整瓶整瓶的灌，甚至 買整箱來屯貨，不知不覺在一天之中喝好幾瓶，日積月累，身體不堪負荷，導致腎衰竭而須要洗腎的病例大幅增加。

　　至於想用喉糖之類來對付咳嗽，雖有潤喉作用，實際上並無太大的止咳療效。有時在口中含太頻繁，反而因為其中的「涼性揮發物質」分佈太多或累積太多，使得呼吸道黏膜更為乾燥，沒有辦法分泌滋潤物質，導致咳嗽加劇（尤其冷咳），得不償失，應注意其適合性與用量。喉糖應較適當熱咳或燥咳。

4. 某些藥物可能使咳嗽更惡化

β-腎上腺素激性阻斷劑 (Beta - Adrenergic Blocking Agents)

　　β-腎上腺素激性阻斷劑廣泛使用於高血壓、甲狀腺機能亢進、偏頭痛、心臟病、心悸、精神官能症、手顫抖等，是常用的藥物之一，但咳嗽的人若未審慎使用 β-腎上腺素激性阻斷劑，可能會發生嚴重的副作用。因為 β-腎上腺素激性阻斷劑會引起支氣管收縮，甚至痙攣。對於支氣管過敏患者來說，這無異是雪上加霜，輕則引起咳嗽、胸悶、胸痛，重則造成「呼吸困難」，甚至有致命危險。

　　根據臨床使用經驗，鮮少高血壓患者沒用過 β-腎上腺素激性阻斷劑，其中較常用的有 Bisoprolol Fumarate (Concor)、Betaxolol HCL (Kerlone)、Atenolol (Tenormin) 等，因此，看到久咳不愈患者必須詢問是否有高血壓，並檢視其是否正服用 β-腎上腺素激性阻斷劑，若發現患者正服用 β-腎上腺素激性阻斷劑，應建議患者立刻停用，否則治療起來不但事倍功半、徒勞無功，還愈咳愈嚴重。

ACE 抑制劑 （血管收縮素轉化酶抑制劑）

　　ACE 抑制劑也是引起久咳不愈的主要藥物之一，其作用機轉可抑制 A I 轉變成 A II，另外可抑制慢動素 BK 被分解，不僅可抑制 A II 之血管收縮作用，且可提高 BK 之血管擴張效果，兩者加成使血管擴張效果更明顯，因而高血壓、鬱血 心衰竭與治療輕中度急性心肌梗塞，換句話說 ACE 抑制劑是很常用的「降血壓藥」，比起 β-腎上腺素激性阻斷劑使用的普遍性亦是毫不遜色。但它的副作用為咳嗽、皮疹、血管神經性水腫、高血鉀、味覺減退與頭痛，所以往往病患一使用這種藥物來降低血壓時會有「夜晚乾咳」的現象產生。

　　建議讀者可多請教您的家庭醫師，作為防咳參考。

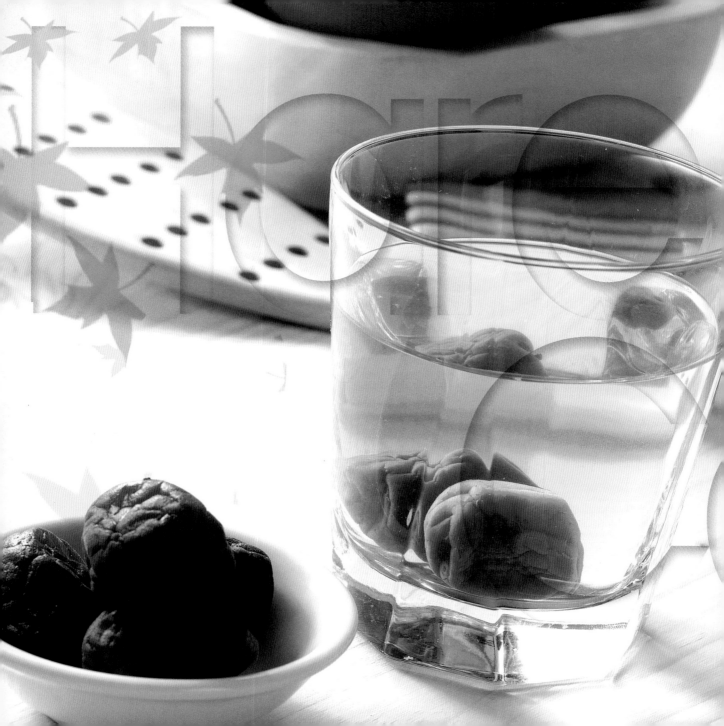

Part III

吃吃喝喝輕鬆止咳

對於過敏、哮喘、肺結核、百日咳等所引起的久咳不癒，可依據自己的體質，找到美味的藥膳、茶飲，對症治療難纏的咳嗽，不僅可以減輕咳嗽的症狀，有效的擺脫咳嗽，並達到治本強身的效果。

乾咳、熱咳

1. 荸薺海帶芽湯

本方適合：消痰軟堅

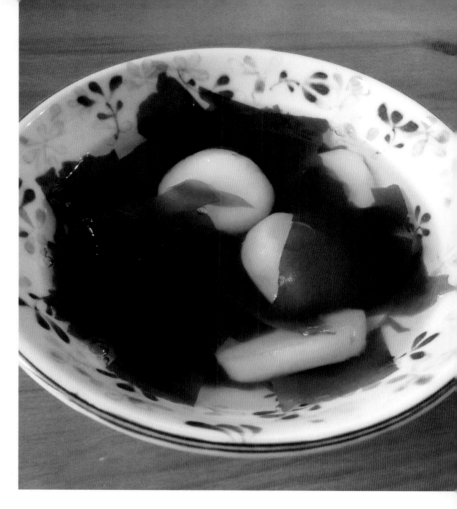

・作法與服用法

❶ 荸薺一碗量，乾的海帶芽半碗量。

❷ 先將荸薺洗淨削皮，川燙一下就放在旁邊。

❸ 等水滾了，加入乾的海帶芽，再加入一點鹽巴，稍微攪拌一下。

❹ 最後再放入川燙好的荸薺，湯就完成了。

・原理

荸薺（學名：Eleocharis dulcis），又名馬蹄，是莎草科荸薺屬一種。其口感甜脆，營養豐富，富含水分，約占 78%、碳水化合物 18.8%、蛋白質 2% 及脂肪 0.1%，亦含多種維生素 A、B$_2$、C，和礦物質鈣、磷、鎂等。

荸薺消積的作用非常強。「積」指的中醫所指的是堆積在人體內的代謝廢物，輕者就會形成疣、斑點、結節、乳腺增生，重者就變成各種瘜肉、囊腫，最後累積成腫瘤了。

— 實 例 —

有位老朋友平日就喜歡找人喝上幾杯，喝的又是大熱的高粱，一有親友勸阻，他最常說的一句話就是：「人生難得幾回醉，喝死算了！」由於幾乎每天都灌高粱，身體燥熱得很，偏偏菸癮又很大，然後又無肉不歡，每餐都要有大魚大肉才痛快，以致於腹部肥胖，常會不時乾咳幾聲，而且有時會發現濃痰且痰黏不化，後來我建議他每天一吃碗荸薺海帶芽湯，並且減少酒菸的量，漸漸地乾咳與膿痰才減輕了。

2.竹葉豆豉茶

本方適合：身熱、乾咳、煩躁，且小便不順者。

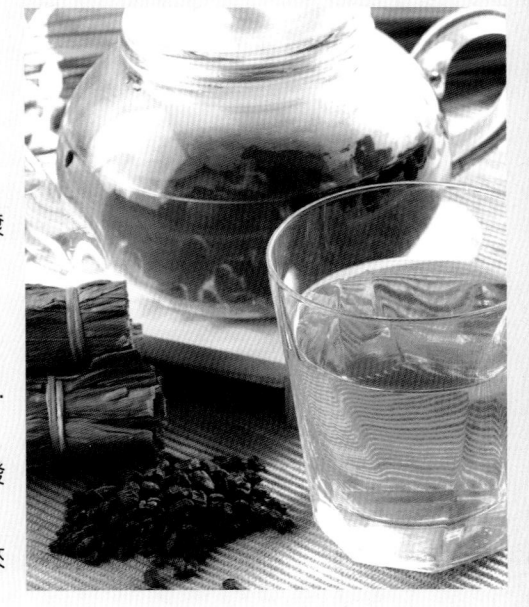

・作法與服用法

❶ 用乾的淡竹葉 2 捲、淡豆豉 1 大湯匙的量，以 2 碗水，煮滾即可。（淡竹葉可到中藥房購買，淡豆豉可到市場、超市或雜貨店購買。）

❷ 每天早晚各喝 1 次，溫服。

・原理

淡竹葉，為禾本科植物淡竹葉 Lophatherum gracile Brongn. 的莖葉，其性寒，味甘淡，能清熱、除煩、利尿。

淡豆豉，為豆科植物大豆 Glycine max (L.) Merr. 的種子的發酵加工品，其性涼，味苦，能解表、除煩、宣鬱、調中。

本方亦特別適合攝護腺肥大所造成排尿不順暢的年長者來飲用。

3.桑椹茶

本方適合：乾咳、熱咳及肺虛咳嗽者。

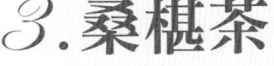
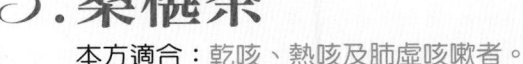

・作法與服用法

❶ 1 大湯匙桑椹汁，沖熱開水 1 杯（約200cc）即可食用。（桑椹濃汁或桑椹蜜在桑椹盛產期時，在傳統市場或水果行都可以買到。）

❷ 每天早晚各喝1次，溫服，徐徐嚥下喉中，1 杯的分量分多次嚥入喉中較有療效。

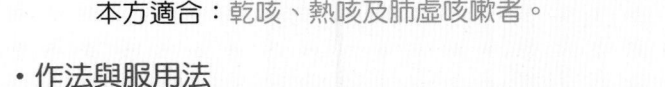

・原理

桑椹，為桑科植物桑 Morus alba L. 的果穗，其性寒，味甘，能補肝益腎、養血生津。換句話說，桑椹為桑樹所結出來的果實，未成熟時青白皮，初熟淺紅色，熟透則紫黑色、甜中帶有酸味，顆粒大者肉較厚，紫紅色糖分較高。桑椹可作用於心、肝、腎 3 條經絡，本草綱要曰葉椹有補腎、明目、滋陰、養血、祛風的功效。

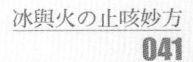

乾咳、熱咳

4. 滷豬蹄

本方適合：咳嗽且有痰喘，
或老人燥痰乾咳者。

‧作法與服用法

❶ 豬腳剁塊，用熱水洗淨、瀝乾，倒
入醬油攪拌，以入味上色。

❷ 熱油鍋，將豬蹄以熱油炸黃。

❸ 另起油鍋，爆香蒜粒，放入豬蹄爆
炒，同時加入糖、胡椒、五香粉，
淋入少許酒，在加 10 杯水，以小
火燉 1 小時即可。（治咳用豬蹄，胡
椒、五香粉用量少）

❹ 每天中餐時吃一分滷的豬蹄，連續
吃 3~5 天。

‧原理

　　《本草備要》曰：「豬蹄甲，治
寒熱痰喘，痘瘡入目，五痔腸癰。」

─── **實 例** ───

　　洪先生，70歲，皮膚乾而粗糙，
素有乾咳、便祕的毛病，某日吃了豬蹄
飯後，不意發覺不僅排便較為順暢，連
乾咳都減少了許多。從此，經常吃豬
蹄，為了怕太油膩，他都會打個果菜汁
來喝，健康又爽口，幾個月後連皮膚都
變得有光澤。

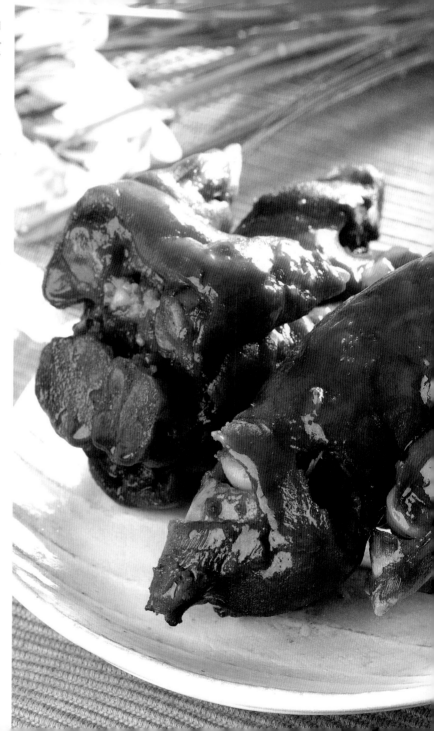

5.胖大海茶

本方適合：乾咳、熱咳且喉痛或聲啞者。

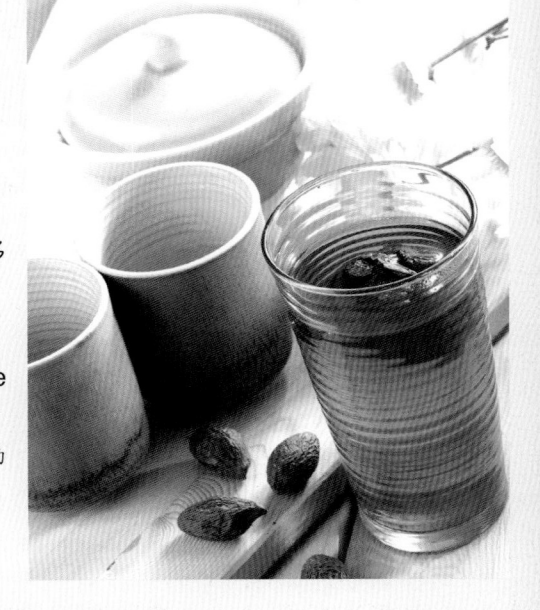

・作法與服用法
1 用 3~4 個胖大海，剪去頭尾，沖熱開水 1 杯（約200cc），
2 每天早晚各喝 1 次胖大海茶，即再趁溫溫的徐徐嚥下喉中，多嚥幾次療效更佳。

・原理
　　胖大海，為梧桐科植物胖大海 Sterculia lychnophora Hance 的種子，其性微寒，味甘淡，能清肺、利咽、潤腸通便、解毒。本草備要認為胖大海 味甘瀡平（有收斂作用）微涼（平和中帶一點涼的性質），能潤肺化痰止嗽，可治嗽痰肺熱之病。

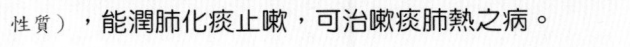

6.蜂蜜茄子

本方適合：老年乾咳且有些水腫者。

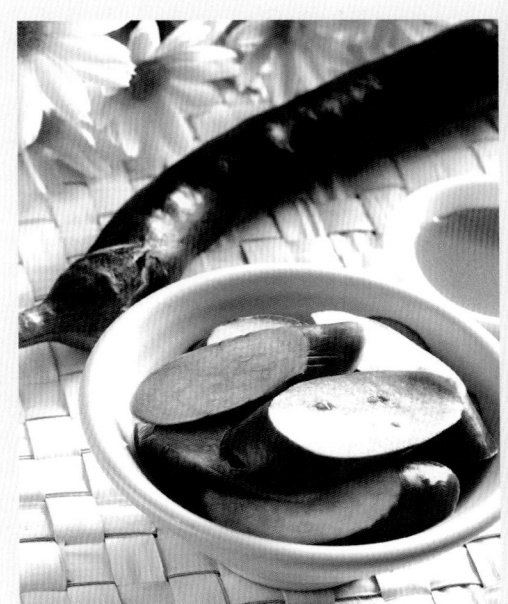

・作法與服用法
1 茄子數個，洗淨、切片，用水煮熟。
2 食用時沾些蜂蜜吃，每天吃 1 碗，連續 7 天。

・原理
　　茄子，性味甘涼，能清熱解毒、活血止痛、利尿消腫。蜂蜜，性平、味甘，能和百藥、解百毒、安五臟、補中氣、潤肺滑腸、健脾益胃、清熱解毒、緩解疼痛，及抑制鏈球菌、傷寒桿菌、大腸桿菌、布魯氏菌、腸炎桿菌及痢疾桿菌的生長，故常用於哮喘咳嗽、腸炎、鼻炎、膽囊炎、皮膚炎、濕疹和燒傷等病症。

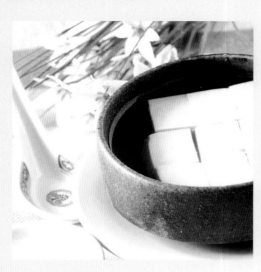

7.冰糖豆腐

本方適合：熱感冒初起咳嗽，或偶有咳血者。

・作法與服用法
❶ 1 碗量的傳統豆腐，加 1 大匙冰糖、半碗水，燉熟即可。
❷ 晚餐前吃，連續吃 3~7 天。

・原理
　　冰糖之性味功效，如前所述。《本草備要》曰：「豆腐，甘鹹寒，清熱散血和脾胃，消腫脹，下大腸濁氣。豆腐漿潤腸肺，清咽喉。」

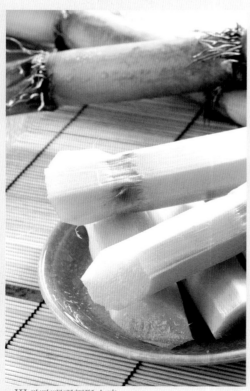

8.甘蔗

本方適合：乾咳、熱咳及痰中有血絲者。

・作法與服用法
❶ 每天啃 3 次甘蔗，每次吃兩小根（小販切好裝在塑膠袋的長度，大約 30 公分），或至夜市購買小販烤甘蔗榨汁的燒甘蔗汁。
❷ 口含甘蔗汁再徐徐嚥下喉中，溫溫的喝 1~2 杯。

・原理
　　甘蔗，屬於禾本科 (Gramineae) 植物，其味甘，性平，無毒。主下氣和中，助脾氣，利大腸，消痰止渴，除心胸煩熱，解毒。

　　甘蔗，直接啃、生飲、熱飲或製成糖等的性味作用都不同，當甘蔗用啃的時候，特別會化痰止咳或使痰塊喀出喉嚨。因為甘蔗汁在天氣炎熱時容易腐敗，若是喝甘蔗汁，最好是喝現打的較新鮮有效，以免鬧肚子，而且喝時要徐徐嚥下，才能發揮療效；倘若喝熱的甘蔗汁，作用較偏向驅寒，止熱咳力稍嫌不足。

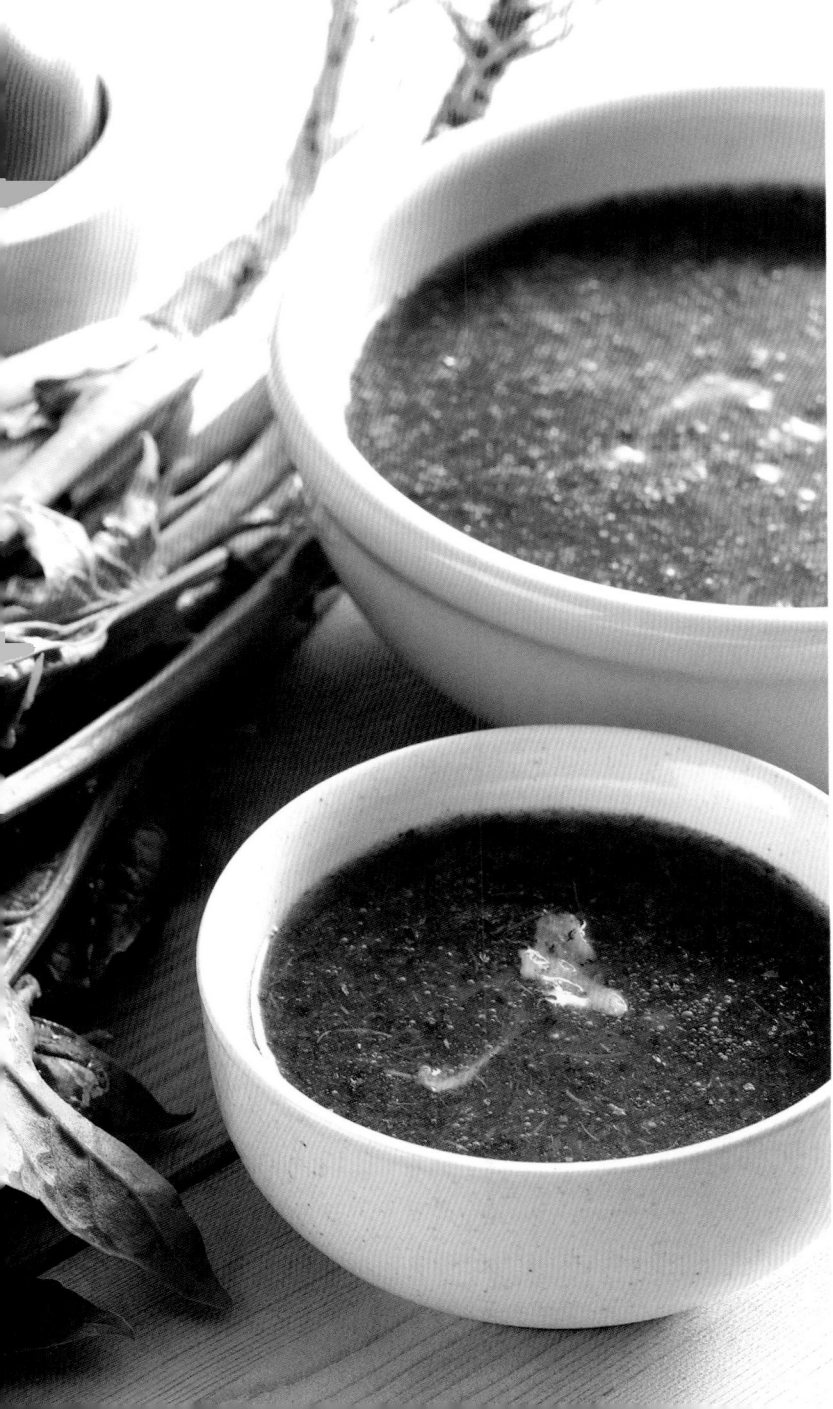

氣喘、過敏

1.菠菜百合湯

本方適合：身熱咳嗽、身熱氣喘者。
注意：本方不適合寒咳者。

・作法與服用法

❶ 準備菠菜1大把，洗淨，以果汁機攪碎。至中藥房買百合，或市場購置新鮮百合，每次用半碗量，百合先用水泡軟。

❷ 在鍋中加水 10 碗，加入碎菠菜、百合、少許鹽，當水滾時以太白粉水勾薄芡，即可起鍋。

❸ 每天晚餐時吃 1 碗，連續吃幾天。

・原理

　　菠菜，屬於藜科植物，學名 Spinacia oleracea L.，性味甘冷，能下氣調中、潤腸通便、活血補血。

　　百合，為百合科植物百合 Liliumbrownii F.E.Brown var. colchesteri WILS. 細葉百合，Lilium pumilum DC. 等多種植物的鱗莖之鱗葉，性平，味甘微苦，能潤肺止咳、清心安神。

---- 實 例 ----
　　詹先生，65歲，喉嚨常常覺得乾乾癢癢的，偶而會咳嗽氣喘。常吃炒菠菜後，加上每天晚餐後一定散步半小時，不再口乾咳嗽、便祕。

2.山藥蘋果甘蔗汁

本方適合：身體虛熱且有咳嗽、熱喘，或容易過敏咳嗽者。

・作法與服用法

❶ 生山藥洗淨，削皮，切成小塊，大約 1 碗的量；蘋果 1 個洗淨削皮，切成小塊，新鮮甘蔗汁 1 大杯，一起打成果汁。

❷ 每次喝 1 杯，大約 200~300cc，每天可視情況喝 2~3 杯，連續吃到好為止。

・原理

《本草備要》曰：山藥，色白入肺，味甘歸脾，入脾肺二經；補其不足，清其虛熱；固腸胃，潤皮毛，化痰涎，止瀉痢。

《本草備要》曰：梨，性寒，味甘微酸，能潤肺、涼心、燥痰、降火止渴，可治傷寒發熱、熱嗽痰喘、乳婦及血虛者忌之。

實 例

黃太太，家庭主婦，每次家中有人過敏、咳嗽時，她就聽我太太的經驗談，跑到菜市場購買1瓶甘蔗汁、蘋果及甘甜的陽明山山藥，回家打汁給孩子們喝，由於味道鮮美，因此孩子們也樂於接受，很快地他們的身體就改善了。

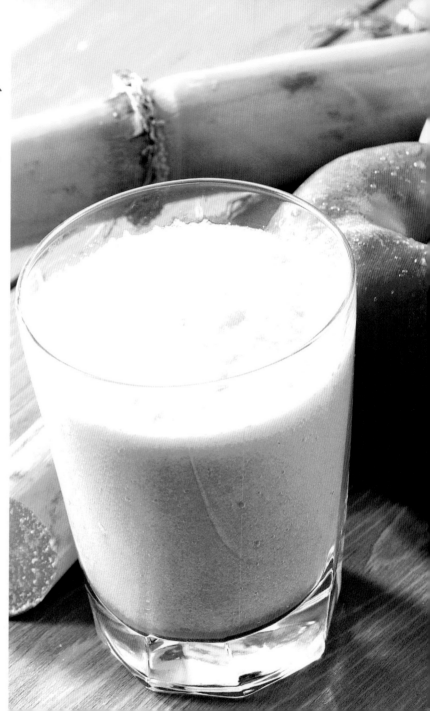

3.大白柚豬肚湯

本方適合：素有氣喘而咳嗽者。

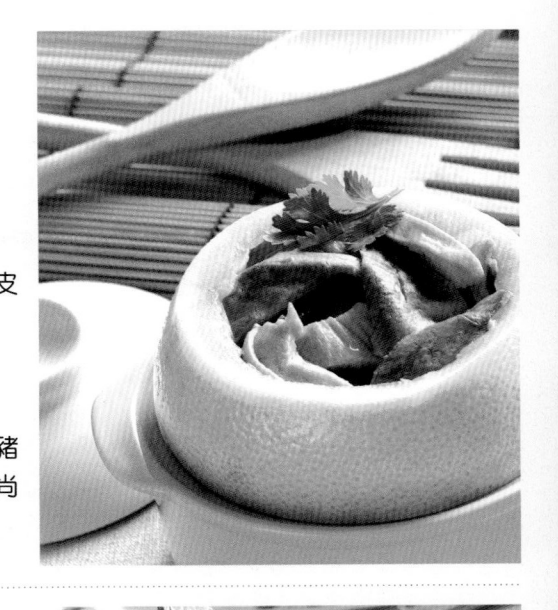

・作法與服用法

❶ 買 1 個大白柚，去掉其中的果肉，但不切開果皮。

❷ 另用 1 個豬肚，洗淨，切成小塊狀，全部塞入大白柚的果皮中，放進磁鍋中，加上七分滿的水，以小火燉之。

❸ 喝湯，豬肚可吃或不吃，連續吃幾天。

・原理

　　柚子性味酸寒主消食，能解酒毒，寬中理氣，化痰止咳；豬肚能健脾胃，減少體內製造痰涎，因此本方不僅可化痰止咳，尚能定喘，對於久年氣喘者非常有用。

4.蒜蜜茶

本方適合：咳嗽痰多、久咳不癒或氣喘者。

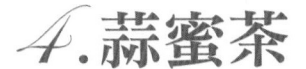

・作法與服用法

❶ 生大蒜半斤或 1 斤，剝去皮膜，切成薄片，或直接用塑膠袋包著大蒜粒用菜刀拍碎、去皮膜，在空氣中至少擱置 15 分鐘使其充分氧化後（如此大蒜才能發揮其神奇功效），再用玻璃瓶裝入。

❷ 再倒入大量的蜂蜜（龍眼蜂蜜最佳）淹沒所有的蒜頭，然後封緊開口，大約 2~3 個月就可倒出沖泡用。

❸ 將一大匙的大蒜蜂蜜汁，加上 5 倍的熱開水，溫溫的喝，早晚喝一杯，連續 3~7 天。氣喘者則連喝 3 個月。

・原理

　　大蒜之性味功效，如前項所述。蜂蜜，性平、味甘，能和百藥、解百毒、安五臟、補中氣、潤肺滑腸、健脾益胃、清熱解毒、緩解疼痛，及抑制鏈球菌、傷寒桿菌、大腸桿菌、布魯氏菌、腸炎桿菌及痢疾桿菌的生長，故常用於哮喘咳嗽、腸炎、鼻炎、膽囊炎、皮膚炎、濕疹和燒傷等病症。

5.山藥粥

本方適合：體虛久咳或身弱過敏咳者。

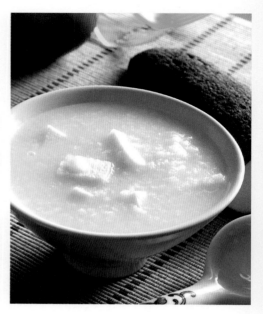

・作法與服用法

❶ 至市場或超市購買山藥。先將稀飯先煮熟，再加入削皮好的山藥塊，再煮 10 分鐘即可。

❷ 每天吃 1 次，或每週至少吃 3 次，連續吃幾個星期或數個月來改善體質。

・原理

　　山藥，為薯蕷科植物薯蕷 Dioscorea opposita Thunb. 的塊莖，其性平，味甘，能健脾胃、益肺腎、補虛羸。脾胃健康，就不會生痰致咳；肺腎強壯，就不會呼吸短促、體力衰弱，容易咳嗽了。

6.清燉羊肉湯

本方適合：虛寒體質的過敏咳嗽及久年寒喘者。
注意：本方不適合乾咳、熱咳者。

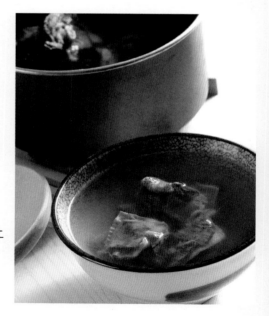

・作法與服用法

❶ 老薑 1 小塊（如大拇指大小），水一鍋煮滾。

❷ 將羊肉塊下去川燙後，撈起、去水、再加水，老薑片 4~5 片，米酒半碗蒸 2 小時，再加適量鹽巴。

　　每週吃 3 次清燉羊肉湯，可迅速改善體質。

・原理

　　本草綱目中提到：「羊肉，能暖中補虛、利肺助氣、豁痰止喘、健脾開胃、益腎強身、養膽明目」。故羊肉常用於肺結核、哮喘、貧血、產後氣血兩虛、腰膝痠軟及一切虛寒衰弱病。

7.核桃蜂蜜膏

本方適合：老人咳嗽哮喘者。

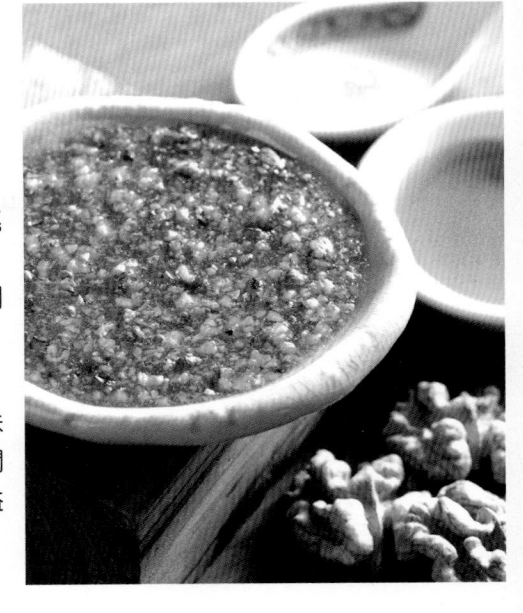

‧作法與服用法

❶ 至大超市或南北乾貨店購買生核桃 1 大包，蜂蜜 1 罐，將核桃去殼剝仁，再搗碎，加入相等重量的蜂蜜，攪拌均勻。

❷ 每次細嚼慢嚥 1 湯匙，1 日 3 次，飯後配溫開水吃下，可潤肺、止咳、定喘。

‧原理

　　核桃，為胡桃科植物 Juglans regia L. 的種子，其性溫，味甘，能溫補肺腎、潤腸通便。「本草綱目」謂能令人肥健、潤肌，黑鬚髮，利小便，去五痔，故能潤燥化痰、補氣養血、有益命門、通利三焦，常用於咳喘、腰腿疼痛、虛寒。

　　蜂蜜性味功效，如前所述。

8.麥芽糖柚子茶

本方適合：咳嗽痰多，或咳嗽氣喘者。

‧作法與服用法

❶ 柚子肉半個，米酒半碗，麥芽糖 3 大匙，隔水燉之。

❷ 每日早晚各服 1 碗，可化痰止咳。

❸ 若是咳嗽引發氣喘，則用柚子皮 1 個，刮去內層白囊部分，加入麥芽糖 3 大匙、1 碗水，置於有蓋的磁碗中，隔水燉之，每日服 1 碗，每日 3 次，可止咳定喘。

‧原理

　　麥芽糖，含麥芽糖、葡萄糖及糊精，性味甘溫，能健脾和胃、補中益氣及潤肺止咳。柚子之性味功效，如前所述。

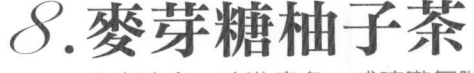

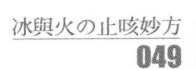

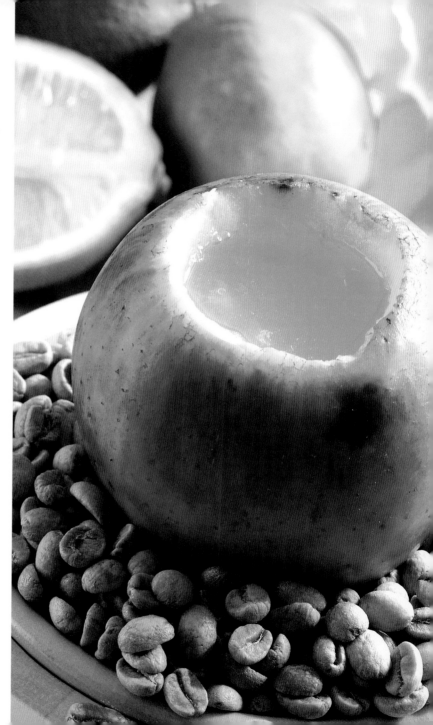

久咳不癒

1. 烤檸檬蘋果

本方適合：久咳不癒、乾咳者。

・作法與服用法

❶ 利用湯匙挖出蘋果中間的蒂，不用去皮，但注意別把底挖破，再倒約半顆分量的檸檬汁進去中間挖空部分。

❷ 然後以將蘋果用針狀物刺些小洞，放進預熱 180 度的烤箱中烤 1 小時，取出即可食用。

❸ 每日 1 個，連續吃幾天。本方適合各種咳嗽。

・原理

　　蘋果，性涼、味甘，入心、胃、肺二經，能潤肺悅心、清熱化痰、補中益氣及開胃制酸（但新鮮蘋果汁會增加胃酸）。蘋果烤熟後，會變得更加滋養潤滑作用。

── 實 例 ──

　　林同學，專科住校生，有次為了考試，連續幾天晚睡熬夜讀書，結果不幸感冒，而且怎麼咳都醫不好。後來，1位好心的同學，在家製作了檸檬蘋果來給她吃，連續吃了3天，久咳的毛病居然痊癒了。

2.醋蛋

本方適合：咳嗽哮喘，或久咳不癒者。

・作法與服用法

❶ 用陳米醋約 120cc，小火煮滾後，將雞蛋打破去殼，只用蛋白倒入醋中，數分鐘後即可食用。

❷ 吃時加一點點鹽，每日 1~2 次，連服 3~7 天。

・原理

　　醋具有開胃、促進消化的作用，且能殺死或抑制細菌，有助於身體的免疫能力。 本草備要曰醋，性味酸溫，可散瘀解毒，下氣消食，開胃氣，散水氣，治心腹血氣痛，產後血暈，癥結痰癖，黃膽癰腫，口舌生瘡，損傷積血，穀魚肉菜葷諸蟲毒，惟多食傷筋。

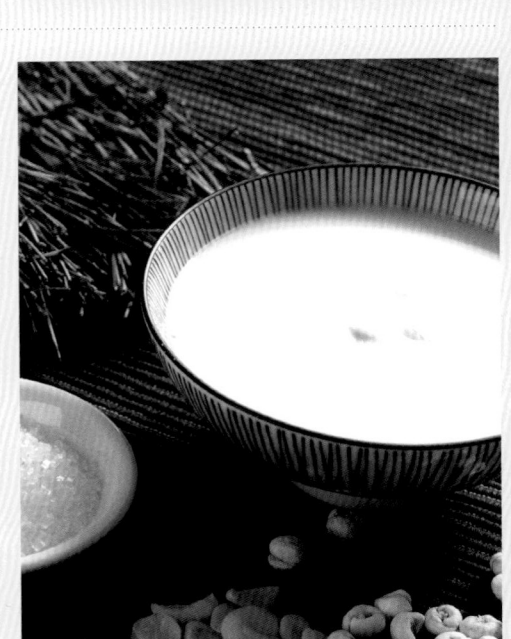

3.杏仁貝母茶

本方適合：肺虛而久年咳嗽的人。

・作法與服用法

❶ 300cc 熱開水沖 1 大湯匙的杏仁粉，加 1 小匙貝母粉、冰糖。
　（杏仁粉可在傳統市場上的攤位買得到，貝母粉可在中藥房購買，可止咳祛痰，增發聲力氣。有些超市可買得到即溶的「杏仁貝母茶包」，非常方便。）

❷ 肺虛久咳的人可以把這道飲料當成常備飲品服用，效果很好。

・原理

　　神農本草曰：「杏仁性味甘溫，主咳逆上氣，雷鳴喉痹（類似今之急性咽炎），下氣產乳，金創寒心，賁豚（腹中一股邪氣往上衝）。」

　　川貝母，為百合科植物卷葉貝母 Fritillaria cirrhosa D. Don 暗紫貝母 Fritillaria unibracteala Hsiao et K.C. Hsia. 甘肅貝母 Fritillaria pryewalskii Maxim. 或棱砂貝母 Fritillaria delavayi Franch等的鱗莖，其性涼，味甘苦，能潤肺止咳、散結化痰。

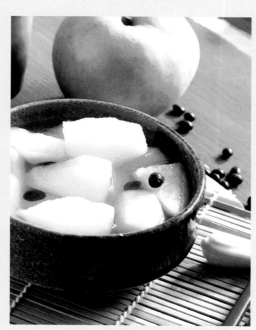

4.黑豆梨湯

本方適合：久咳且有虛熱者服用。

・作法與服用法

❶ 大水梨 1 個削皮去心，切成數塊，加 15 粒黑豆，放入碗公，加七分滿的水，置於電鍋中燉熟（外鍋半杯水）。

❷ 喝湯吃梨，或只喝湯，1 日 2 次，連續吃幾天。

・原理

　　黑豆，性味甘平，能退熱、活血、利尿、解毒。黑豆營養豐富，含有鈣、磷、鐵、鋅、銅、鎂、鉬、硒、氟、氨基酸、蛋白質、維生素 B_1、B_2、不飽和脂肪酸、蛋黃素等，有活血、通便、解毒、健腦益智、抗衰老、養顏、明目、使頭髮變黑和抗癌等作用，而且物美價廉，人人吃得起。

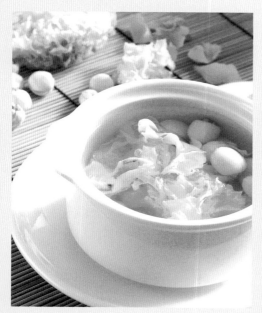

5.銀耳百合蓮子湯

本方適合：久咳無明顯症狀者。

・作法與服用法

❶ 可到超市或中藥房購買白木耳、百合、蓮子各等分，如各用 2 兩，直接加冷水 6 碗，煮熟後，再加冰糖即可。

❷ 每天早晚吃 1 碗，連續吃幾天。

・原理

　　白木耳，俗稱銀耳，性平味甘，能作用於肺、大腸、脾、胃及腎經，應用非常普通。百合之性味功效，如前項所述。蓮子為睡蓮科植物蓮 Nelumbo nuclfera Gaertn 的種子，其性平，味甘，能養心益腎，補脾澀腸，有益於十二經脈血氣，濇收精氣，厚實腸胃，除去寒熱。

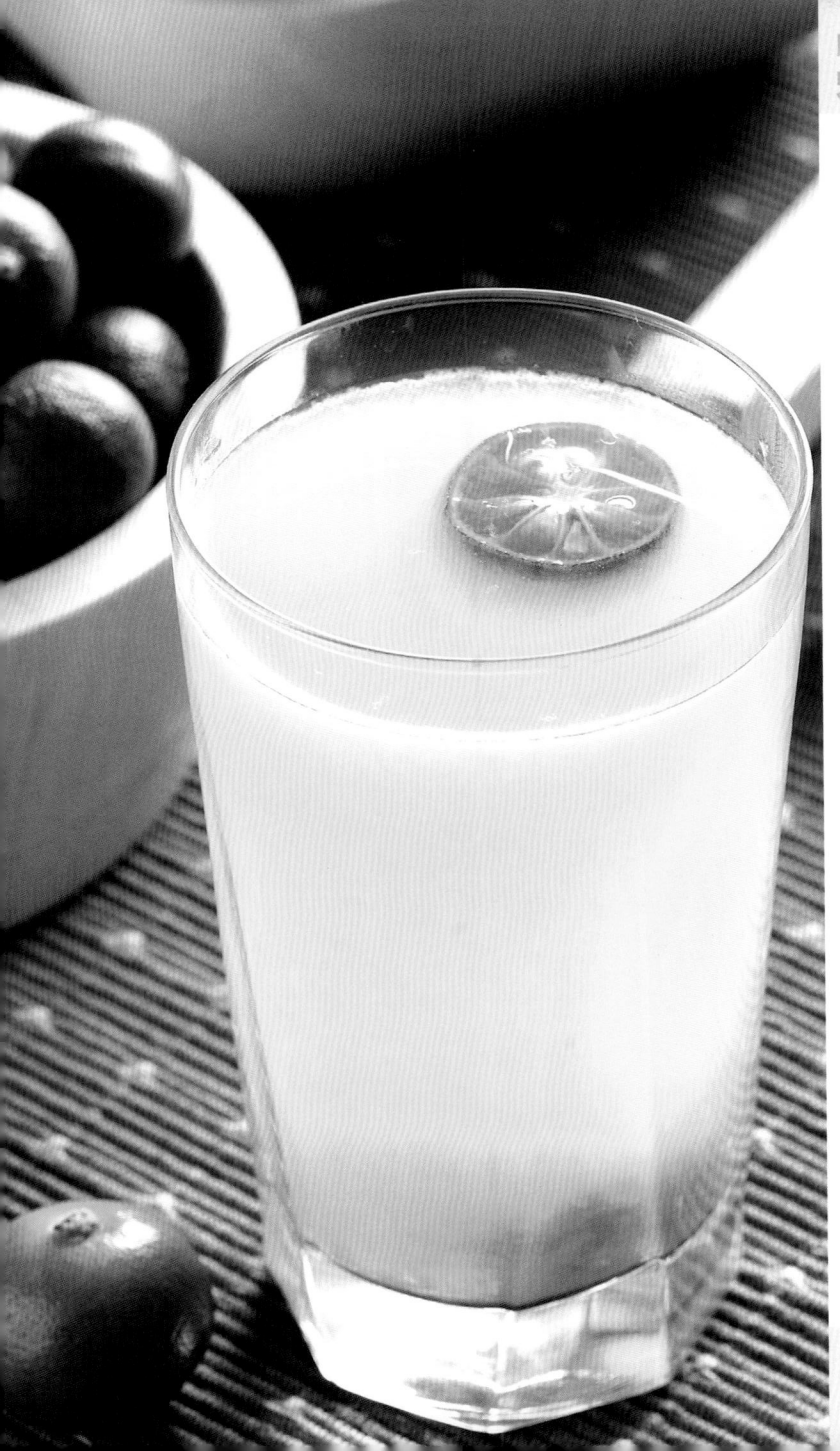

1.金桔檸檬茶

本方適合：咳嗽痰多、寒咳者。

・作法與服用法

❶ 每餐飯後吃1顆新鮮的金桔，或口含 1~2 個金桔乾，或到街坊的飲料店購買熱的金桔檸檬茶，趁溫溫的喝，可化痰止咳。

❷ 只要覺得口苦口乾或想咳嗽時，就可以口含 1~2 顆，化痰止咳，還可以增強免疫力，預防感冒。

・原理

　　金桔，性辛溫，味甘，能開胃消食、散寒化痰、理氣解鬱、止渴解酒。金桔含豐富維生素 C、揮發油、金桔甙（能增強毛細血管彈性）等活物質，可強化鼻咽黏膜，預防感冒、支氣管炎，祛除胸悶痰積、食欲不振、消化不良、久咳不愈、小兒百日咳及防治腦血管疾病。

── 實 例 ──

　　張先生，40多歲，補習班講師，為了加強教課的效果，常得用誇張的作與用力講話，長期下來身體較虛，偶一感冒就咳個不停。後來，筆者就建議他隨身帶1小罐金桔乾，在較長的下課空檔就含1粒，不但不易染上感冒，咽喉中常有滋潤之物，也不會覺得口乾舌躁。

2.橘皮蜜茶

本方適合：有寒咳、白痰多者。

・作法與服用法

❶ 準備新鮮橘子皮 1 個，蜂蜜 1 小匙。用法是將鮮橘皮剝成小塊，與蜂蜜放進 1 杯熱開水中，悶 5 分鐘即可食用。

❷ 趁溫溫的喝，每日 3~4 次。適用於風寒感冒引起的咳嗽、痰多、畏寒等。

・原理

橘紅，為芸香科植物福橘 Citrus tangerina Hort. et Tanaka 或朱橘 Citrus erythrosa Tanaka 等多種橘類的果皮，其性溫，味辛苦，能消痰利氣、寬中散結、平喘。蜂蜜之性味功效，如前所述。

─── 實 例 ───

陳太太，49歲，日商貿易公司老闆秘書，工作緊張忙碌，常有痰，每隔一陣子就會咳幾下，有一次剛巧老闆送她幾塊炸雞和炸薯條，結果一打開來吃，就吃個過癮了，沒想到竟然咳個不停，後來吃喝了3次橘皮蜜茶，才漸漸止住咳嗽。

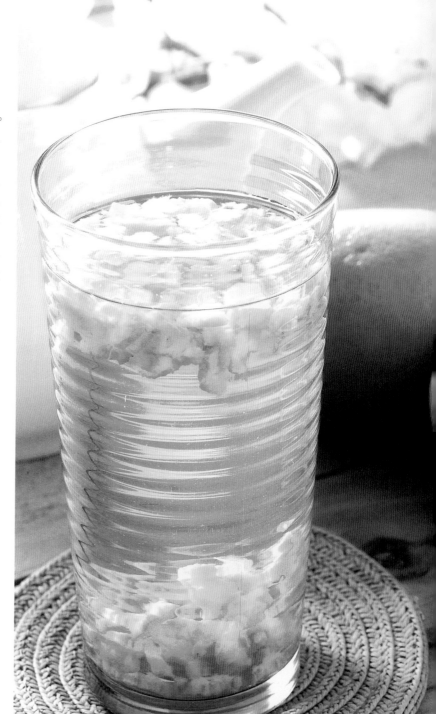

3.薑母茶

本方適合：咳嗽畏寒且有泡沫痰者。
注意：本方不適合乾咳、熱咳者。

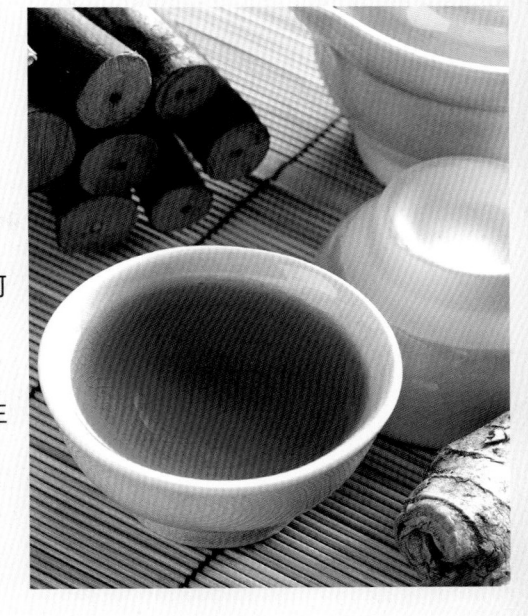

・作法與服用法
❶ 生薑 1 塊拍碎、黑糖 1 碗，小火熬成茶。
❷ 每次喝 1 小碗，記得喝入口後慢慢含化吞下，1 天 3 次。亦可
到超市直接購買薑茶包沖來喝。

・原理
　　生薑之性味功效，如前項所述。黑糖能活血化瘀、解毒生
新、去急止痛、禦寒強身。

4.蔥花稀飯

本方適合：咳嗽痰黏畏冷者。
注意：本方不適合乾咳、熱咳者。

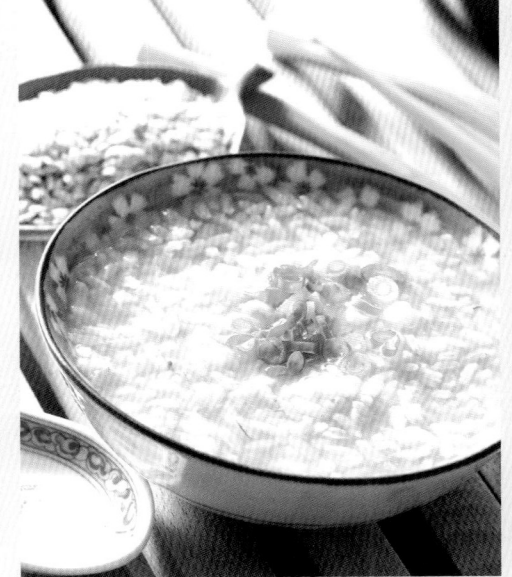

・作法與服用法
❶ 糙米 1 杯，放入小飯鍋，洗淨，加水至八分滿，外鍋再放 1 量
杯水，煮熟後，加入切碎的蔥花 1 大湯匙，及適量的鹽。
❷ 此道料理為常見的食材，可當作保健食品常常食用。

・原理
　　蔥白，為合科植物蔥 Allium fistulosum L. 的鱗莖，其性溫，
味辛，能發表、通陽、解毒。而且蔥有蔥辣素能去寒、開竅、祛
痰、利尿、發汗、健胃。本草備要謂蔥，生則辛散，熟則甘溫，
外實中空，乃肺之菜也。肺主皮毛，其合手陽明大腸經，故能發
汗解肌，以通上下陽氣。鹽之性味功效，如前項所述。

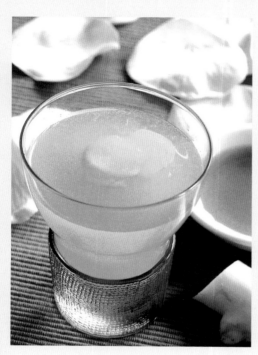

5.生薑蜂蜜汁

本方適合：有寒咳、白痰多者。

· 作法與服用法
① 嫩生薑榨汁 1 大匙，蜂蜜 1~2 小匙，混合均勻。
② 食用時含在口中，慢慢吞嚥下去。

· 原理
　　生薑，為薑科植物薑 Zingiber officinale Rose 的新鮮根莖，其性溫，味辛，能解表散寒、溫中止嘔、除濕、發汗、活血、健胃、去腥及消水腫，應用非常普通。薑能驅寒散寒痰，但特別注意如果您有乾咳、喉嚨痛或發燒的人，就不適合薑母茶，會火上加油，症狀更嚴重。

　　《本草備要》曰：蜂蜜，草木精英，含露氣以釀成，生性涼能清熱，熟性溫能補中，甘而和故能解毒，柔而滑故潤燥。

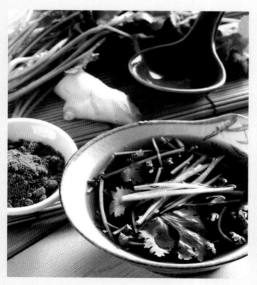

6.芫荽生薑湯

本方適合：有傷風寒嗽、痰多泡沫者。
注意：本方不適合乾咳、熱咳者。

· 作法與服用法
① 至傳統市場或超市 買芫荽 1 把，洗淨切段；薑絲 1 小撮、切細，加上紅糖 2 大匙，一起放入鍋中，加水煮滾即可。
② 趁熱服用。

· 原理
　　芫荽，性味辛溫，能解表散寒、促進循環、開胃健脾、驅風解毒、透發疹子。生薑之性味功效，如前所述。

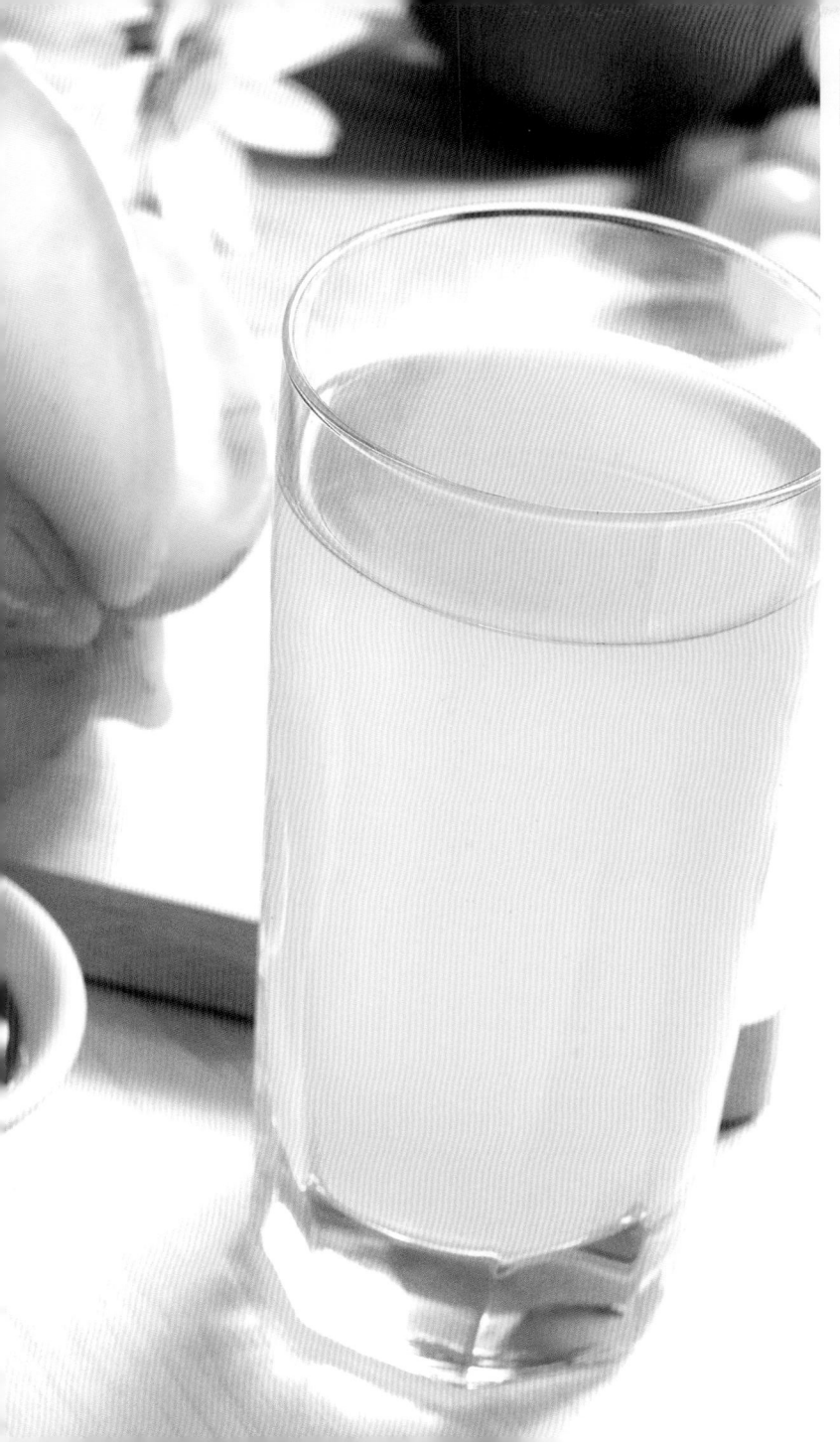

喉痛

1.熱楊桃茶

本方適合：咳嗽喉痛者。

・作法與服用法

❶ 兩個楊桃洗淨切片，加 1 大匙麥芽糖，放在鍋中一起煮滾，或至傳統市場直接買濃縮楊桃汁，以1比6比例沖熱水。

❷ 不定時溫服。

・原理

　　楊桃，能化痰、下氣、和中、清熱、生津、止咳、利尿、解毒、醒酒等功效。

　　麥芽糖，含麥芽糖、葡萄糖及糊精，性味甘溫，能健脾和胃、補中益氣及潤肺止咳。

實 例

　　16歲的蔡同學，平日放學補習後，饑腸轆轆，總會買些炸雞塊來吃，週末假日時又喜歡上網拼命的打電腦遊戲，常常睡眠不足，久而久之火氣很大，只要一感冒就會咳嗽喉嚨痛。這時候，他的母親就會趕緊泡1杯有點鹹有點酸甜的味道熱的楊桃茶，給他不斷地小口小口的嚥下，如此很快就改善了。

2.梅子茶

本方適合：突然咳個不停，或咳嗽兼有咽喉疼痛者。

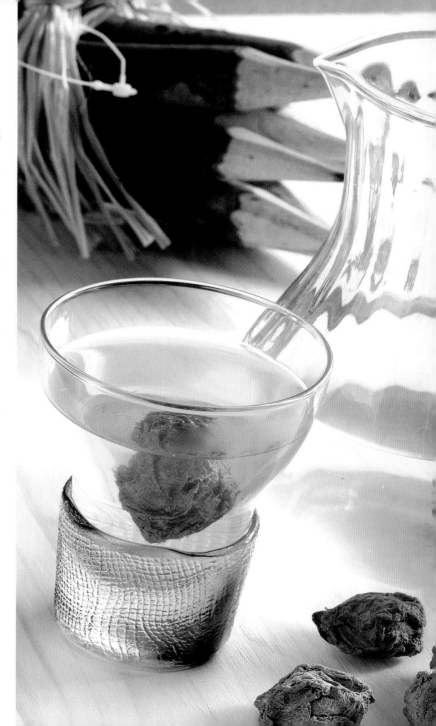

・作法與服用法

❶ 用 5 個梅子，加一點點鹽，沖200cc的熱開水。

❷ 每天早晚各喝 1 次梅子茶，再趁溫溫的徐徐嚥下喉中。可到中藥房購買烏梅，或直接買紅鹹梅來沖泡。

・原理

《本草備要》曰：「烏梅性味酸澀而溫，脾肺血分之果，功能斂肺、澀腸、涌痰消腫、清熱解毒、生津止渴及醒酒殺蟲。主治久咳、瀉痢、瘴瘧、霍亂、吐逆反胃、勞熱骨蒸、安蚘厥、去黑痣、蝕惡肉。惟多食損齒傷筋。」

― 實 例 ―

鄧太太，40多歲，外商公司經理夫人，自己老覺得鬱悶，偏偏剛入青春期的女兒狀況又不少，以致於常睡不好，免疫功能失調，連帶的就經常 的口乾舌燥、喉痛與咳嗽，後來，在用餐後常泡1杯梅子茶來喝，喝著喝著壓抑鬱結的心情好像慢慢鬆開，連喉痛與咳嗽都變少了。

3.冰糖蓮藕

本方適合：咳嗽喉痛者。

·作法與服用法

❶ 買嫩蓮藕 1 斤，將蓮藕去皮、切成薄片，加水煮沸，水滾後再煮 2 分鐘，撈起冷卻備用。

❷ 冰糖4兩，新鮮檸檬 4~7 個（檸檬與冰糖的酸甜度，可依個人口感不同加減之，沒有檸檬可用蘋果醋代替），檸檬榨汁備用。

❸ 將前面所有材料放入玻璃罐內，加入冰糖搖晃均勻以便讓材料混合，放置冰箱 2 天入味即可食用。

·原理

　　蓮藕節，為睡蓮科植物蓮 Nelumbo nuclfera Gaertn 的根莖節，其性平，味甘澀，生蓮藕能涼血、止血、去瘀。

　　冰糖，乃是將砂糖融解成飽和的砂糖溶液，使其在恆溫之下慢慢結成晶塊，其蔗糖純度很高（超過 99.9%），冰糖有滋潤、止痛的作用。

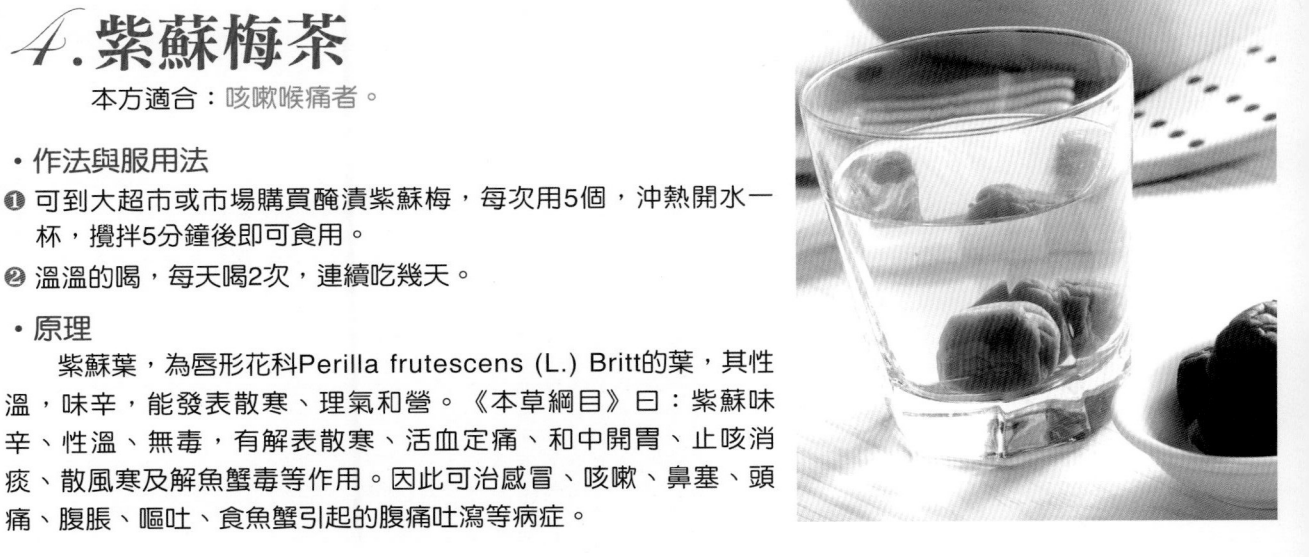

4.紫蘇梅茶

本方適合：咳嗽喉痛者。

·作法與服用法

❶ 可到大超市或市場購買醃漬紫蘇梅，每次用5個，沖熱開水一杯，攪拌5分鐘後即可食用。

❷ 溫溫的喝，每天喝2次，連續吃幾天。

·原理

　　紫蘇葉，為唇形花科Perilla frutescens (L.) Britt的葉，其性溫，味辛，能發表散寒、理氣和營。《本草綱目》曰：紫蘇味辛、性溫、無毒，有解表散寒、活血定痛、和中開胃、止咳消痰、散風寒及解魚蟹毒等作用。因此可治感冒、咳嗽、鼻塞、頭痛、腹脹、嘔吐、食魚蟹引起的腹痛吐瀉等病症。

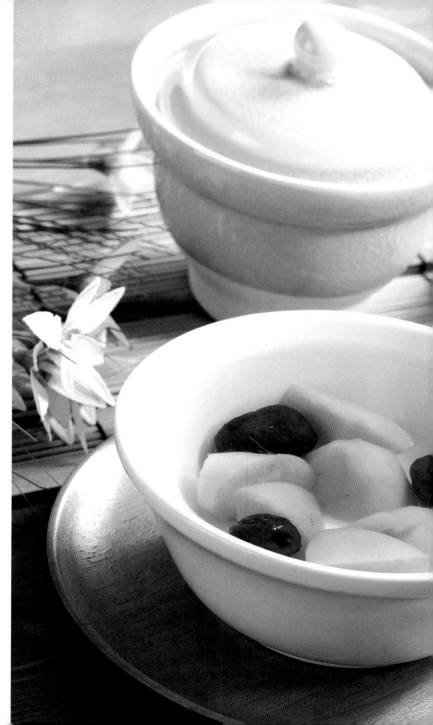

小兒百日咳

1.紅棗胡蘿蔔湯

本方適合： 小兒百日咳者。

· 作法與服用法

❶ 胡蘿蔔 1 條洗淨不削皮，切塊；紅棗 7 個將皮劃開，一起加水煮沸後，加一點點鹽即可食用。

❷ 每次飯後喝半碗，連續喝 3~7 天。

· 原理

　　胡蘿蔔，性味辛甘微溫，能健胃、明目、潤膚、祛痰、益髮、驅蟲、防癌。

實 例

　　周小朋友，5歲，由於早產，體質虛弱，時常傷風感冒，容易鼻涕倒流，喉中似有很多痰梗塞，一咳起來常連續 2～3星期，雖瞧過醫師按時吃藥，仍然時好時壞。後來嘗試喝了幾次胡蘿蔔紅棗湯，沒想到咳嗽卻逐漸減輕了。

2. 栗子冬瓜茶

本方適合：小兒百日咳者。

· 作法與服用法

❶ 至市場購買生栗子 1 包，冬瓜糖 1 塊，玉米鬚 3 束。將 5 個栗子稍切開殼幾道，加上搗碎的冬瓜糖 3 湯匙，玉米鬚 3 束，放入小鍋中，加水七分滿，煮滾後，再滾 5 分鐘後即可食用。

❷ 每次溫溫的喝 1 碗，1 天 3 次，可清肺止咳。

· 原理

　　栗子性溫，味甘，能作用於脾經、胃經及腎經經絡，能健脾補腎，強筋活血。

　　冬瓜，為葫蘆科植物冬瓜 Benincasa hispida (Thunb.) Cog 的外果皮，性微寒，味甘，能鎮咳祛痰、瀉熱消暑、消水腫。

　　玉米鬚，為禾本科植物玉蜀黍 Zea mays L. 的花柱和柱實，其性平，味甘，能利水通淋、止血、降血壓。

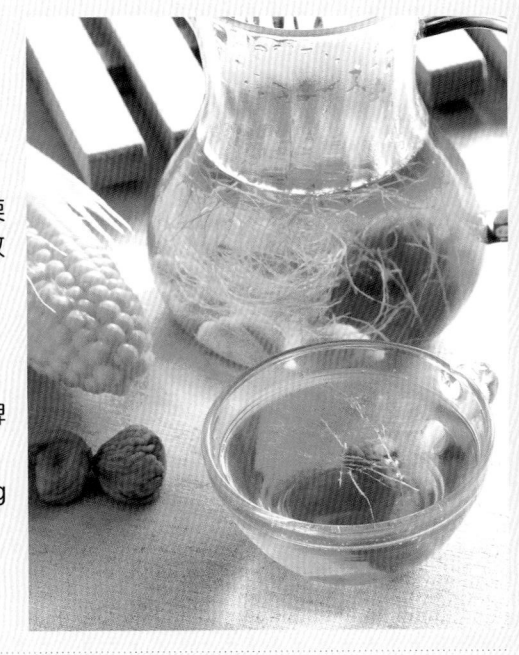

3. 冰糖鴨蛋

本方適合：久咳聲啞、小兒百日咳者。

· 作法與服用法

❶ 買冰糖 1 包、青殼鴨蛋數個。取出 1 個鴨蛋白液體，1 小匙冰糖加一點點冷水溶化，將鴨蛋白汁及冰糖液放入玻璃杯或碗中，以滾燙熱開水沖之即可服用。

❷ 吃的時候緩緩溫服，每日早晚各 1 次，連續喝幾天，喝到不咳為止。

注意：沒有膽固醇高問題的人，可以持續喝 1 星期，停兩天，若仍咳，再喝 3 天。

· 原理

　　蛋白有滋潤呼吸道的作用。冰糖乃是將砂糖融解成飽和的砂糖溶液，使其在恆溫之下慢慢結成晶塊，其蔗糖純度很高（超過99.9%），冰糖有滋潤、止痛的作用。

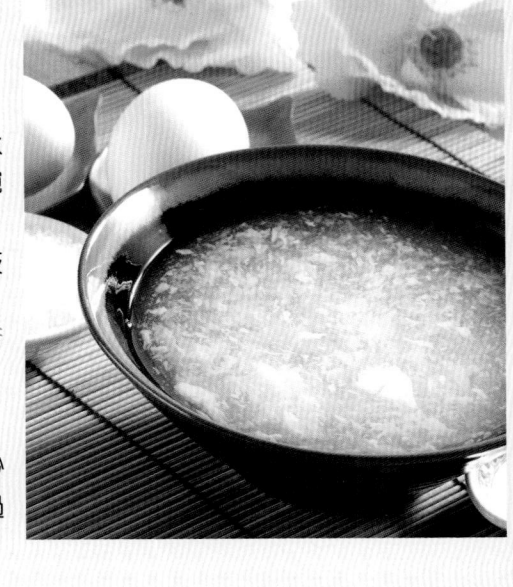

4.大蒜冰糖汁

本方適合：久咳、小兒百日咳者。

・作法與服用法

❶ 大蒜 5 瓣去膜切片，加 1 大匙冰糖，用熱開水泡在瓷碗中 2 小時。

❷ 再以溫開水沖服，每次 1 匙，每日 2~3 次。

・原理

　　大蒜，為百合科植物大蒜 Allium sativum L. 的鱗莖，其性溫，味辛，能解毒、健胃、殺蟲。據現代研究，大蒜有殺菌、消腫、健胃、祛風、通竅、下氣、解毒等功效，可活化細胞，促進正常新陳代謝，改善異常代謝，提高免疫力系統，提高生物性恆常機能，可抑制、甚至殺死多種細菌與病毒，預防流行性感冒。

　　《本草備要》曰：大蒜，辛溫開胃，健脾，通五臟，色極臭能達諸竅，去寒濕，解暑氣，辟瘟疫，搗爛以麻油調敷可消癰腫，破癥積，化肉食，殺蛇毒蟲毒，治中暑不醒，鼻血不止，搗納肛中能通幽門而通大小便，傳臍能達下焦，消水，利大小便，獨頭大蒜切片艾灸一切癭疽惡瘡腫核尤良。

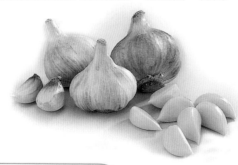

```
──── 實 例 ────
　　蔡太太，53歲，大賣場服務員，由於工作需要久站，搬
貨擺架子上，肩膀容易痠痛，小腿也常抽筋，加上賣場冷氣又
強，因此感冒後，咳嗽雖然不嚴重，但卻一直好不了，後來常
吃糖大蒜，每天按壓手掌正中央──胸肺的反應區，並少吃冰
冷油炸食物，咳嗽終於好了。
```

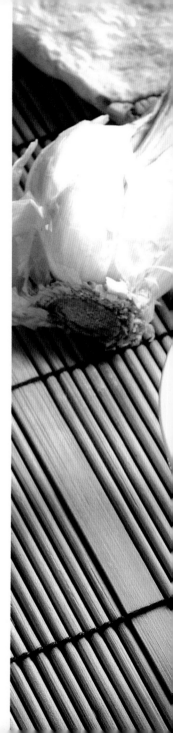

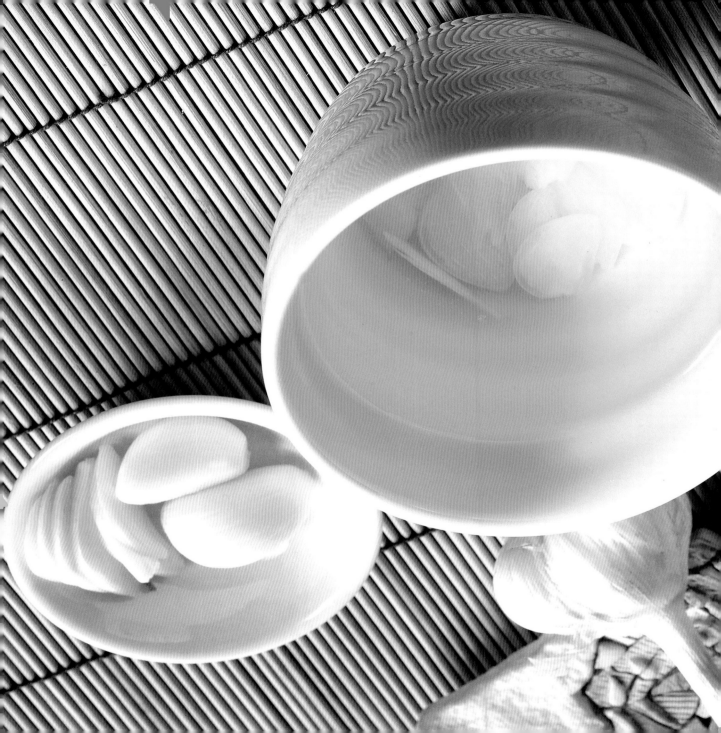

其他

1.綠豆蓮藕湯

本方適合：咳痰中有血絲者。

·作法與服用法

❶ 至市場購買生綠豆 1 包，蓮藕 1 條，將 1 碗量的綠豆洗淨，兩節的蓮藕洗淨切薄片，加水七分滿，放入電鍋中，燉 1 至 1.5 小時。

❷ 每次喝 1 碗，1 天服用 2~3 次，連續吃 3~5 天，可清肺止血。

·原理

　　綠豆性寒、味甘，能作用於心經和胃經經絡，能潤喉止渴、明目降壓、清熱消暑及利尿消腫。蓮藕節，為睡蓮科植物蓮 Nelumbo nuclfera Gaertn 的根莖，其性平，味甘澀，能涼血止血、散瘀。而熟蓮藕性甘溫，益胃補心，能止瀉、止怒，若搗爛，可塗皮膚裂開。

實 例

　　魯先生，50歲，平日喜歡抽煙、喝酒，身體傾向燥熱體質，常常乾咳，感冒時咳痰中較常出現血絲，因此筆者建議他太太經常煮綠豆蓮藕湯，一方面解毒清熱，另一方面可修補肺部及氣管。常吃此湯後，乾咳逐漸減少，即使咳痰也少見有血絲。

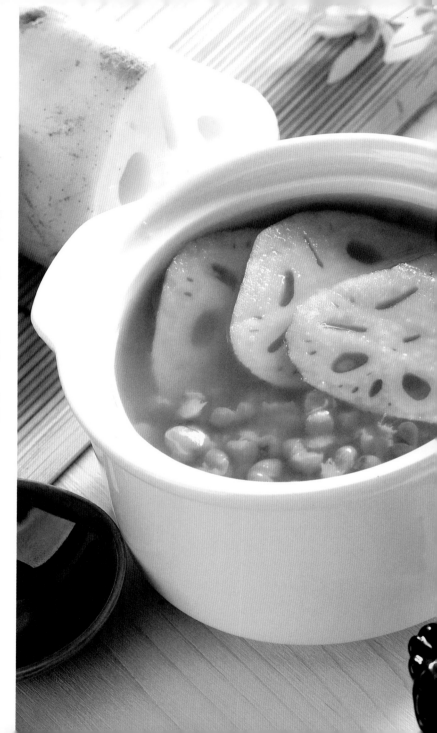

2.「熱」檸檬汁

本方適合：任何一種咳嗽。

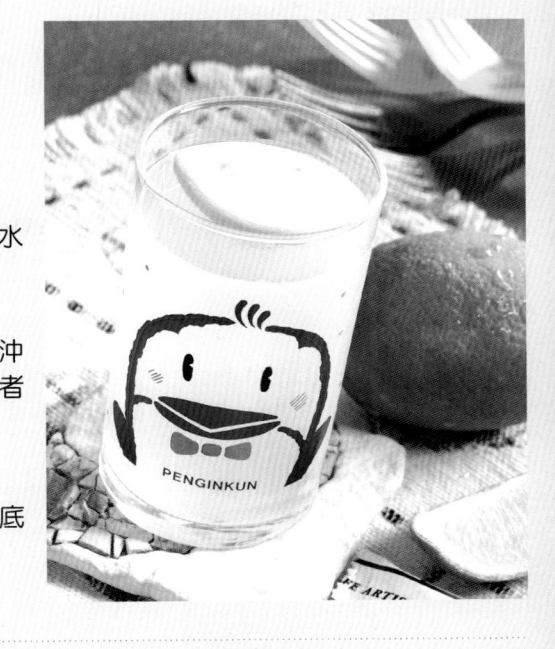

・作法與服用法

❶ 用新鮮檸檬切半個，擠出汁，灑入 1 公克鹽巴，再沖熱開水 1 杯。

❷ 趁熱喝。每天喝 3 次，連續吃幾天。

❸ 或是以檸檬切 2 個薄片，加上 1 公克鹽巴，熱開水 1 小杯沖之，趁溫溫的喝。第 2 次回沖時，不用再加鹽。檸檬以綠皮者為佳。

・原理

檸檬汁與熱開水混合後，會產生一種特殊的作用，能較徹底的清除呼吸道中的痰液，止咳順氣，暢通呼吸道。

鹽，性味鹹寒，能殺菌、軟化濃痰或硬塊。

3.花生湯

本方適合：咳嗽聲啞，或咳嗽痰中有血絲者。
注意：本方不適合乾咳、熱咳者。

・作法與服用法

❶ 至市場購買生花生 1 包，將 1 碗量的生花生放入小鍋中，加八分滿水，以小火燉爛，注意要連花生衣（花生膜）一起煮。

❷ 每次喝 1 碗，1 日 2 次，可潤肺清喉。

・原理

花生，性溫、味甘，能作用於肺經和胃經經絡，能化痰止咳、潤腸開胃、及補虛強身。花生衣有很好的止血效果，對於呼吸道、消化道及各種原因的出血都有良好作用。

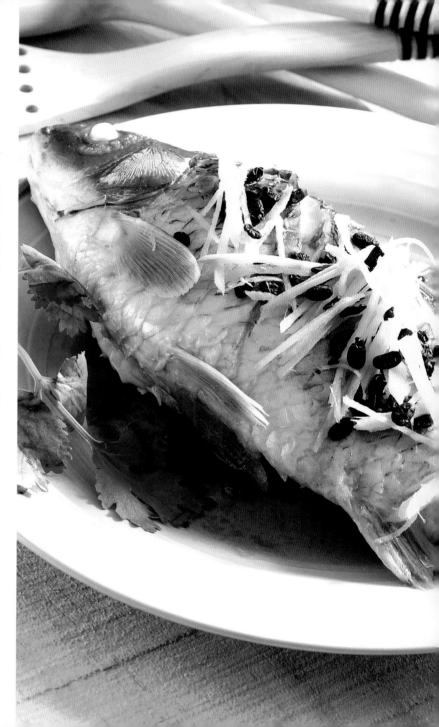

其他

4.清蒸鯉魚

本方適合：咳嗽兼濕重或水腫者。

·作法與服用法

❶ 至市場或大超市購買攤販已處理好的鯉魚，魚身上用刀略為劃幾道紋路，兩面抹上少許鹽，再將 1 小塊量嫩薑絲、1 小匙豆豉、少許淡色醬油和鹽撒在魚身上，放進電鍋中清蒸。

❷ 晚餐前吃 1 條，連續吃幾天。

·原理

鯉魚性平、味甘，能止咳、定喘、發汗、利尿、消腫、催乳，常用於濕重咳嗽、孕婦水腫、產後無乳或少乳、腎炎、尿道炎等症。故本草備要曰：「鯉魚，甘平，下水氣，利小便，治咳逆上氣、腳氣、黃疸、妊娠水腫。」

實 例

江小姐，35歲，家庭主婦，已有2個小孩，最近又再度懷孕，一不小心就常感冒，不但頭痛、鼻塞、咳嗽，而且雙腳還有水腫現象。筆者建議她吃此方，因為鯉魚湯能止咳和消水腫，1星期後果真腿上的腫消了，咳嗽也好了。

5.鴨肉湯

本方適合：咳嗽且有虛熱者。

・作法與服用法

❶ 至市場或大超市 買攤販已處理好的鴨肉塊，煮成清湯，煮熟後加適量鹽。

❷ 晚餐前吃 1 大碗，連續吃 3 天。（如果不喜歡鴨肉湯，喝鵝肉湯也會有同樣功效。）

・原理

《本草備要》曰：「鴨，甘冷入肺腎血分，滋陰補虛，除蒸止嗽，利水道，治熱痢。如能取到白毛烏骨者，為虛勞聖藥，因取其金肅水寒之象也。」

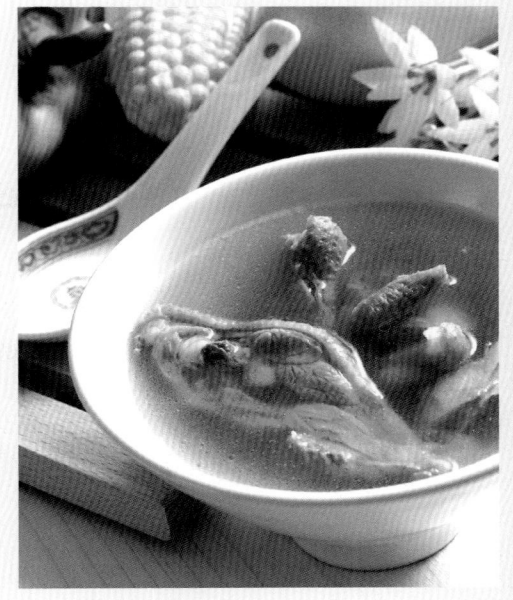

6.豬肺薏仁湯

本方適合：肺痿或咳痰中有血絲者。

・作法與服用法

❶ 薏仁 1 碗先浸水泡軟，加上 1 個豬肺，及水 7~8 碗，煮熟。

❷ 1 天之中分 3 次吃豬肺及薏仁湯，每隔 1 天吃 1 次，吃 3~7 次。

・原理

《本草備要》曰：「豬肺，補肺，能治肺虛咳嗽，咳血者醮薏仁末食之。」薏仁性甘淡微寒，能益土生金而補肺清熱，治肺痿肺癰、咳吐膿血。

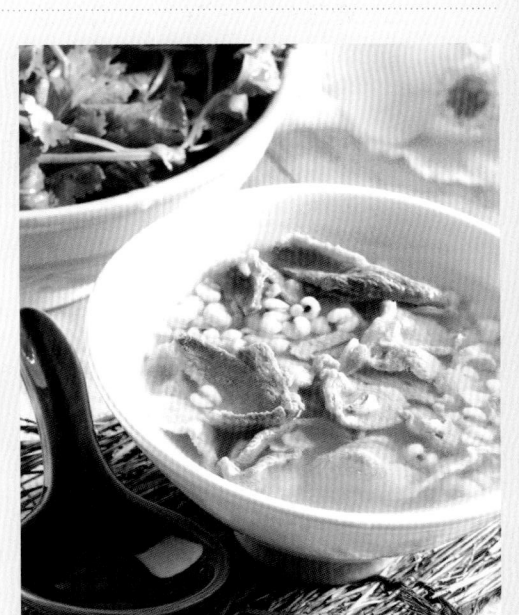

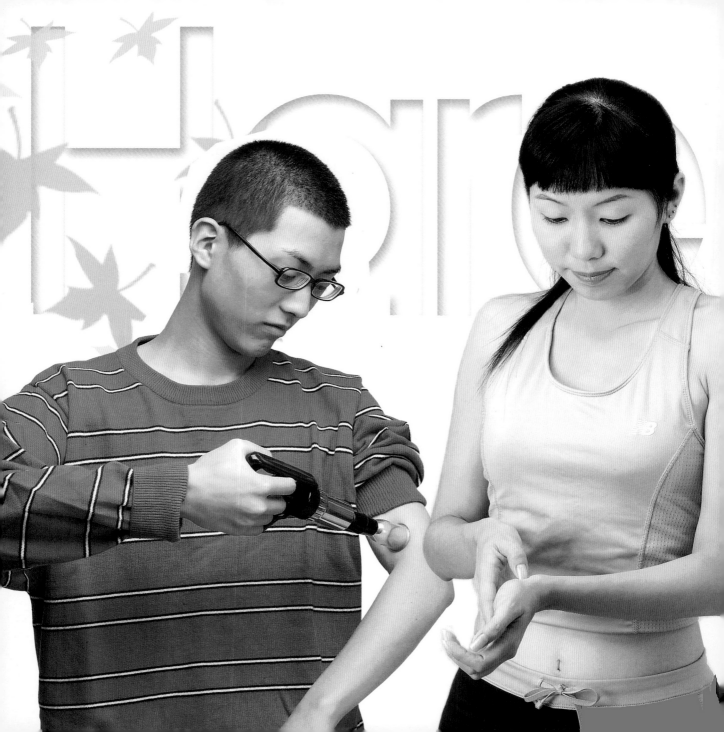

Part IV

自然止咳法

對於咳嗽所引發的喉嚨、氣管、肺部的不適,可以運用本篇提到的簡單氣功、運動、穴位按摩等自然療法,清除累積在身體內的細菌與病毒,提升虛弱的免疫系統,有效止咳、鎮痛、解熱,從根本改善體質,及早恢復健康。

1. 敲打止咳法

「肺主一身之氣」，假使肺經不通暢，不但元氣衰弱，呼吸系統也會失常，而「氣為血之帥」，氣一旦不足就無法推動血液的運行，如此惡性循環，氣血兩虛就更容易發生咳嗽了。

肺經（手太陰肺經經絡）主要經行時間為「凌晨 3 點到 5 點」，開始於肺部，經氣管、喉嚨、鎖骨到腋窩，沿著上肢內側前緣，經手肘內面凹窩，手臂內側前緣，到達大拇指端。我們的身體左右側都有肺經經絡，可先從單側拍打起，兩側都敲打，效果立現。

・招式

❶ 首先將右手握空拳，放在胸前，左手臂自然垂下，用右手拳頭下緣肥肉，在胸部左上角敲打 3 分鐘，使喉嚨自動感覺癢癢的而自 咳嗽，清出無數累積在呼吸道的細菌與病毒。身體愈好，或病情較輕者，輕敲幾下就會自動咳嗽，病情較重，抽菸者或肺功差者，甚至要敲 5 分鐘以上才會咳嗽。

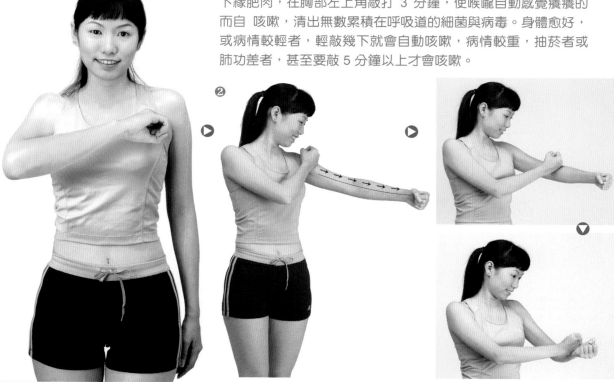

❷ 敲完肺經開始的胸部左上角，再沿著左肩膀內側、左手臂內側（向外約 1/3 沿線）往下敲打按摩，一直拍到左大拇指內側邊緣為止，每次至少拍打 5~10 分鐘，敲打的力量必須要能感覺到痠痛，且要有彈性，才有作用。

❸ 然後在胸部右上角敲打約 3 分鐘，使喉嚨自動感覺癢癢的而自動咳嗽，清出無數累積在呼吸道的細菌與病毒；再用左手拳頭下緣肥肉，從胸部右上角，沿著右肩膀內側、右手臂內側（向外約 1/3 沿線）往下敲打按摩，一直拍到右大拇指內側邊緣為止。

・原理

　　此乃人體針灸肺部經絡所經過之路線，「敲打肺經」能引起呼吸系統共振作用，就可馬上暢通呼吸道，不管任何種類的咳嗽，敲後會立即感到鼻子更暢通，能較深地呼吸，咳嗽立刻減輕了。若是小朋友被敲打，多半會哇哇大叫或哭哭啼啼，但只要忍耐一下，這種有彈性的敲對經絡方法，對患者只有好處，並不會打到瘀青，而且效果立刻會出現。甚至於比吃藥更快治好咳嗽的問題。

❸

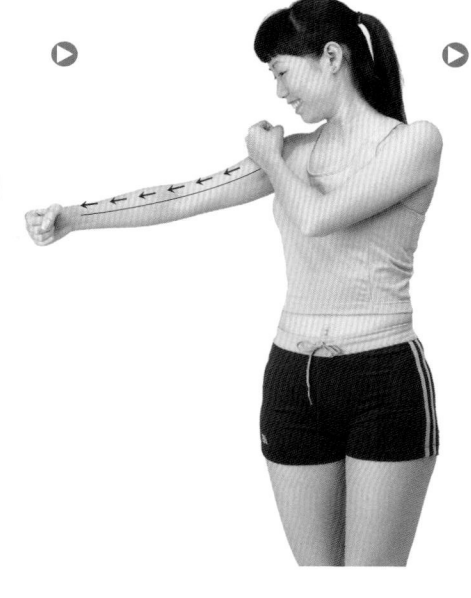

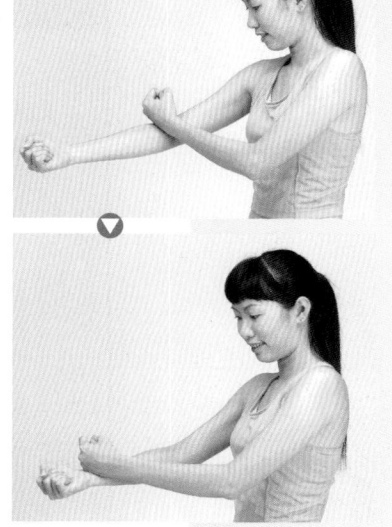

2.按摩穴位止咳法

先將「雙手互相搓熱」，再將每個部位搓熱、敲打或按壓 5 分鐘，宜每天 3~4 次，按摩後喝 1 杯溫開水。（按到正確穴位時，會有一點點痠、麻的感覺）

【處方一】

❶ 兩手脈搏跳 處緣（太淵穴）

❷ 兩手手肘內側橫紋的外 $\frac{1}{3}$ 大筋旁（尺澤穴）

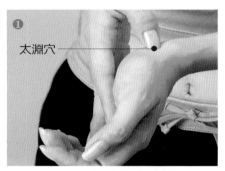

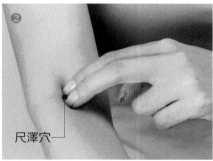

太淵穴是肺部經絡的母穴，尺澤穴是肺部經絡的子穴，子母相生相應，效果就出來了。

【處方二】

❶ 兩手手腕上方骨縫處（手掌向著腹部，由腕橫紋往上約患者的兩指寬處，列缺穴）

❷ 兩手的虎口（左或右邊第二掌骨中點緣，合谷穴）

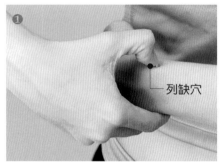

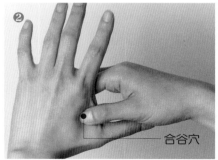

列缺穴搭配合谷穴可迅速提昇患者虛弱的免疫系統，並且能有效地止咳減痛。

【處方三】

❶ 胸口（兩乳之中點，膻中穴）

❷ 上背心（第三胸椎左或右旁開二指寬處，肺俞穴）

❸ 胸部左上角及右上角凹窩（中府穴、雲門穴）

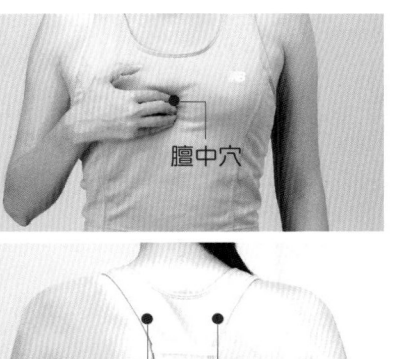

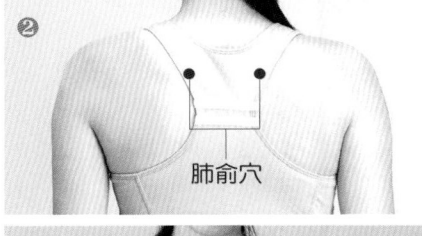

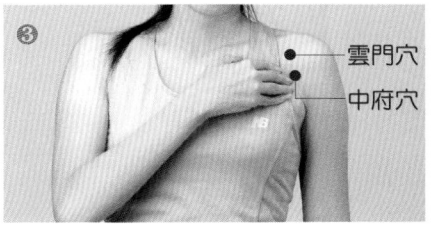

　　膻中穴主胸中元氣，能加強氣血的輸送分布；肺俞穴能疏通肺疾；中府穴、雲門穴為肺經開始之穴，能有效入肺止咳。

【處方四】

❶ 可多按摩額頭正中的髮際上緣（神庭穴）

❷ 左或右半邊額頭之中間髮際的上下緣─頭皮針胃的反射區（正對眉毛中點之前髮際往上 2 公分）

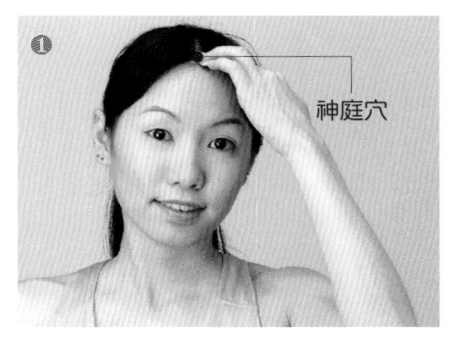

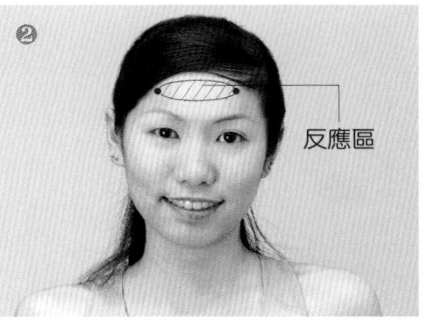

　　加強刺激神庭穴能迅速加強心肺功能，頭皮針胃的反射區能減少生痰的機會。

【處方五】

❶ 兩手手肘外側（外肘尖與內肘橫紋之中
　央，曲池穴）
❷ 兩手的虎口（左或右邊第二掌骨中點緣，
　合谷穴）
❸ 後頸根（第七頸下凹，大椎穴）

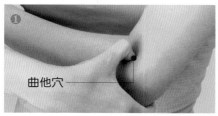

曲池穴

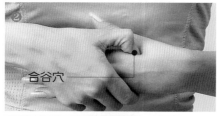

合谷穴

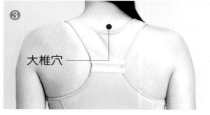

大椎穴

　　曲池穴與大椎穴能解熱、退燒和消
炎，合谷穴能止咳鎮痛。

【處方六】

❶ 小腿外側中點（由脛骨外推二指寬處，豐
　隆穴）
❷ 腳底前第二與第四指 $\frac{1}{4}$ 中間處（腳底胸
　部反射區）

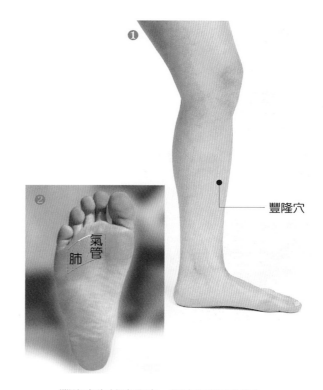

豐隆穴

肺　氣管

　　豐隆穴為祛痰要穴，腳底胸部反射區
能清肺止咳。

3. 氣功止咳法

(1) 左右拉弓氣功式

・招式

❶ 雙腳打開比肩膀寬大些，微蹲，右掌推向右側，左手握拳拉向左側。

❷ 同時以鼻子深深吸氣，然後閉住呼吸，到憋不住時，以口吐氣，起身。然後再重頭做9次。

❸ 換邊做，微蹲，左掌推向左側，右手握拳拉向右側。

❹ 同時以鼻子深深吸氣，然後閉住呼吸，到憋不住時，以口吐氣，起身。 左右各做 10~20 次，每日早中晚各 1 次，或隨時隨地練習。

・原理

　　當左右手互相拉扯，同時配合呼吸，可打通肺經經絡，調到較深層的呼吸組織，暢通喉嚨、氣管、肺部等的管道，減少咳嗽的發生。

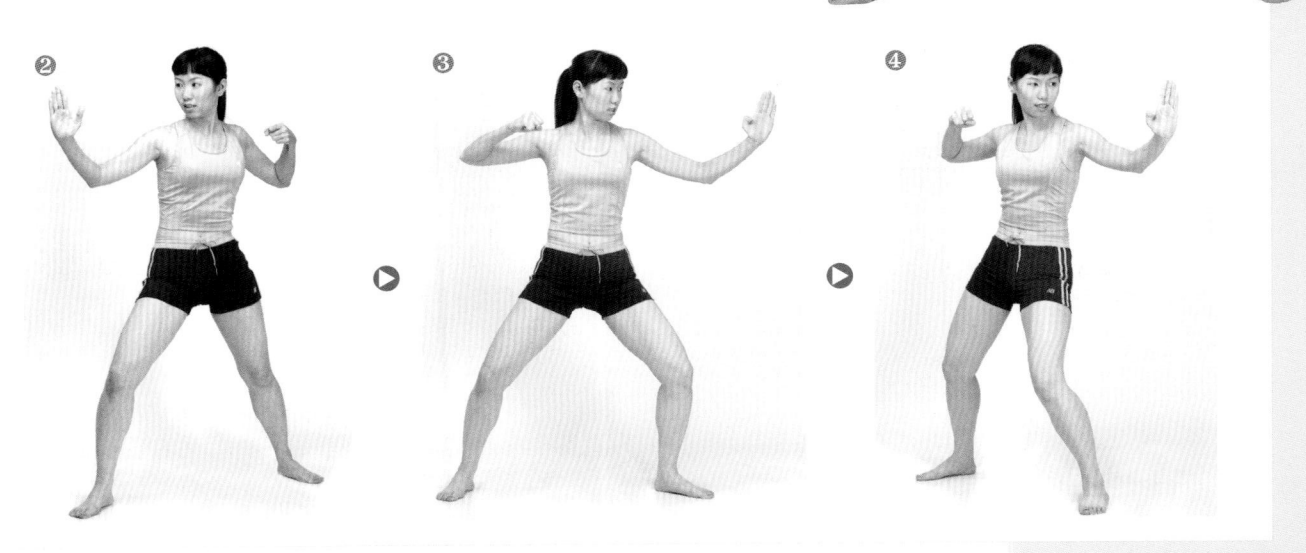

(2) 正氣十足功式

・招式

❶ 採站姿，兩腳約與肩同寬，兩手自然垂放在左右腿旁，掌心向後。

❷ 兩手稍稍往後擺、微抬頭、挺胸時，以鼻緩緩吸氣，將整個胸腔充滿「氣」，然後憋住呼吸，直到無法呼吸。

❸ 胸腹放鬆後，以口緩緩吐氣。重覆做 10~20 下，每日早中晚各 1 次，或隨時隨地練習。

・原理

當雙手往後扯，同時會使胸腔較為突出，易於呼吸導氣；憋氣時可使整個呼吸管道（鼻子、喉嚨、氣管、肺部等）激勵更新，使更加通暢，多做幾次自然而然就會減少咳嗽的不適了。

❶

❷ 吸氣

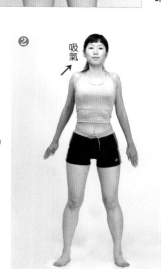

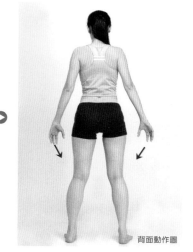

背面動作圖

(3) 拉耳開胸氣功式

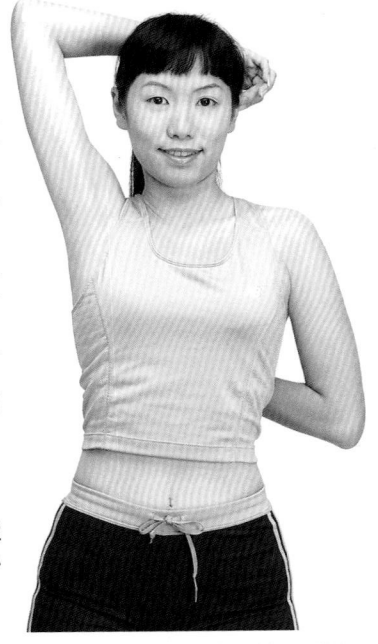

・招式

❶ 左手背靠在上背心,右手往左上方舉高,以大拇指與食指去抓左耳朵的尖端,整個右手臂環繞在後腦,同時以鼻子緩緩吸氣。

❷ 緩緩將耳朵及頭頸部往右下方扯,左臉往上翹,使得左胸會更加打開而暢通呼吸。

❸ 右手背靠在上背心,左手往右上方舉高,以大拇指與食指去抓右耳朵的尖端,整個左手臂環繞在後腦,同時以鼻子緩緩吸氣。

❹ 緩緩將耳朵及頭頸部往左下方扯,右臉往上翹,使得右胸會更加打開而暢通呼吸。如此左右各做 10~20 下,每日早中晚各 1 次,或隨時隨地練習。

・原理

　當一手背靠在上背心,另一手去拉 耳朵與頭頸部,確實較容易使整個呼吸管道(鼻子、喉嚨、氣管、肺部等)立刻通暢,多做幾次自然而然就會減少咳嗽的不適了。

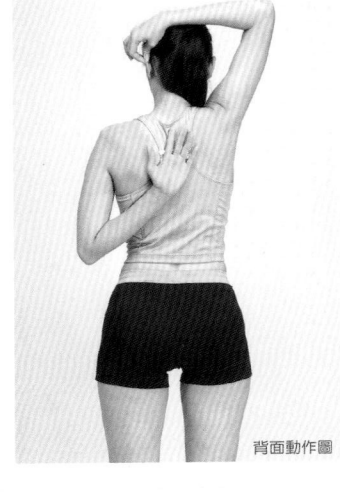

背面動作圖

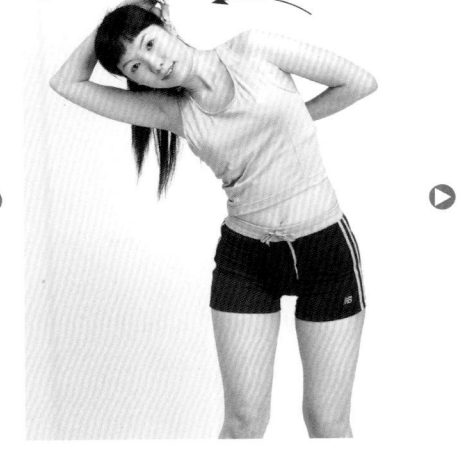

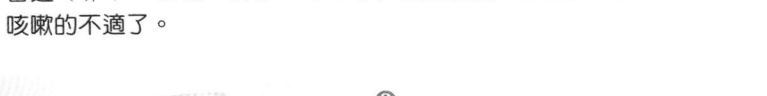

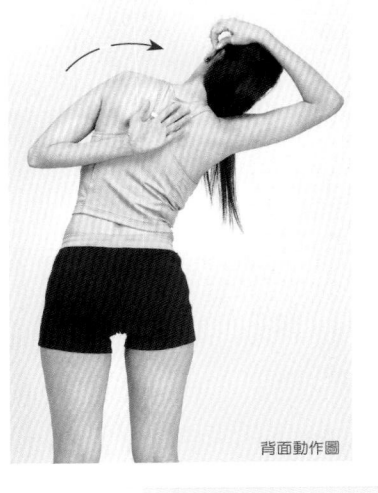

背面動作圖

(4)「嘶」字訣氣功

・招式

❶ 雙手貼在胸部的左右。

❷ 深深吸一口氣。

❸ 以低沉的嗓音持續不斷地唸「嘶」。等到沒氣了，再深深吸一口氣，重覆以低沉的嗓音持續不斷地唸「嘶」的聲音，然後再重新開始。 練習 5 分鐘，1 日數次，或隨時隨地練習。

・原理

　　當唸「嘶」的聲音時，你把雙手搗在左右胸部，就可明顯地感覺整個肺部都受到「聲音的共振」，幾次週而復始的共振，就能逐漸清理呼吸道中的雜物，暢通鼻塞，並更新其細微組織，強壯其抗病能力，增加「肺氣」的力量。

❶

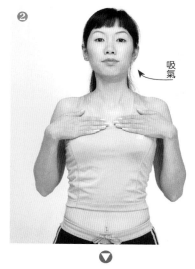

❷

吸氣

▼

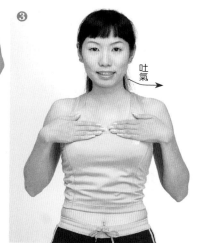

❸

吐氣

4. 貼磁片止咳法

對於氣管、喉嚨或肺部的局部不適，可將磁石直接放在以下建議穴位或區域來改善：

(1) 部位或穴位

【第一組用法】

❶ 患者左右手的虎口（大拇指與食指併在一起時，根部隆起肌肉高點的中央處，合谷穴）

❷ 當患者手心向著腹部，手臂側著擺時，由患者手腕上緣往上約患者兩指寬處（列缺穴）

【第二組用法】

❶ 當患者手心向著腹部，手臂側著擺時，由手腕上緣往上約患者四指寬處（偏歷穴）

❷ 靠近手腕內側橫紋，脈搏跳動邊緣與骨頭之間的凹陷處（太淵穴）

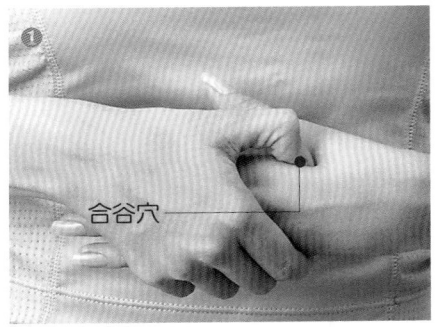

合谷穴

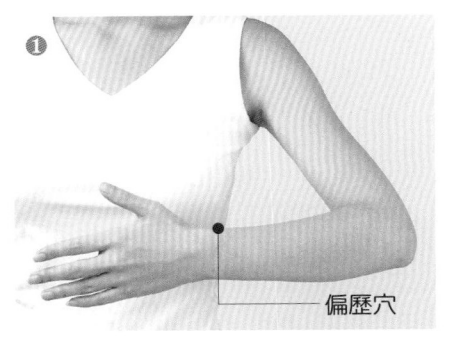

偏歷穴

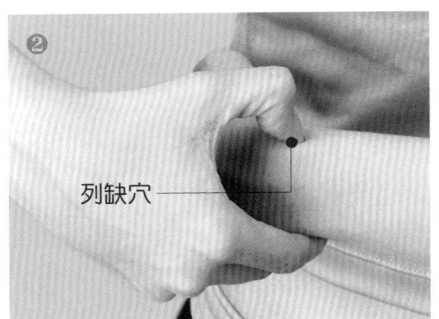

列缺穴

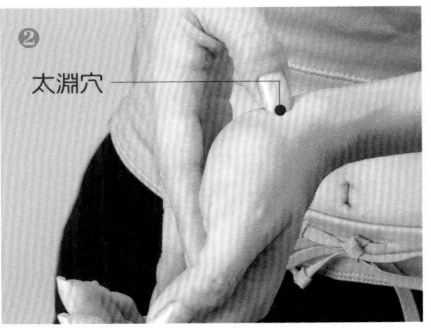

太淵穴

列缺穴搭配合谷穴，可迅速提昇患者虛弱的免疫系統，並能有效地止咳減痛。

太淵穴為肺經原穴（肺臟原氣所經過和留止的穴位），偏歷穴為大腸經絡穴（大腸經連絡肺經的穴位），屬原絡配穴療法。

【第三組用法】

❶ 患者左右大拇指下方的手掌肥厚區域之中心點（魚際穴，約第一掌骨中點邊緣）

❷ 雙手手肘內側面橫紋的外 $\frac{1}{3}$ 的大筋旁凹陷處（尺澤穴）

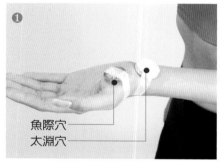

魚際穴
太淵穴

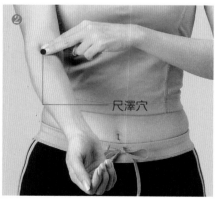

尺澤穴

　　魚際穴能止咳及治腹痛；尺澤穴為肺經合穴，乃肺經匯合之處，脈氣深大，能定喘止咳及治療肺虛所引發的肩背疼痛。

【第四組用法】

❶ 雙腳腳大趾的上覆面。（腳底喉嚨反射區）

❷ 雙腳腳底，約前 $\frac{1}{4}$ 區域的中心點（腳底胸肺反射區）

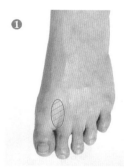

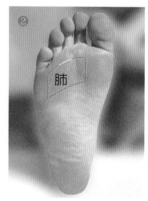

肺

　　腳底喉嚨反射區可改善喉嚨疼痛及熱咳，腳底胸肺反射區可清肺化痰止咳。

【第五組用法】

❶ 在胸部的正中線上（即針灸之任脈路線），每隔 2 公分放置 1 個磁石。

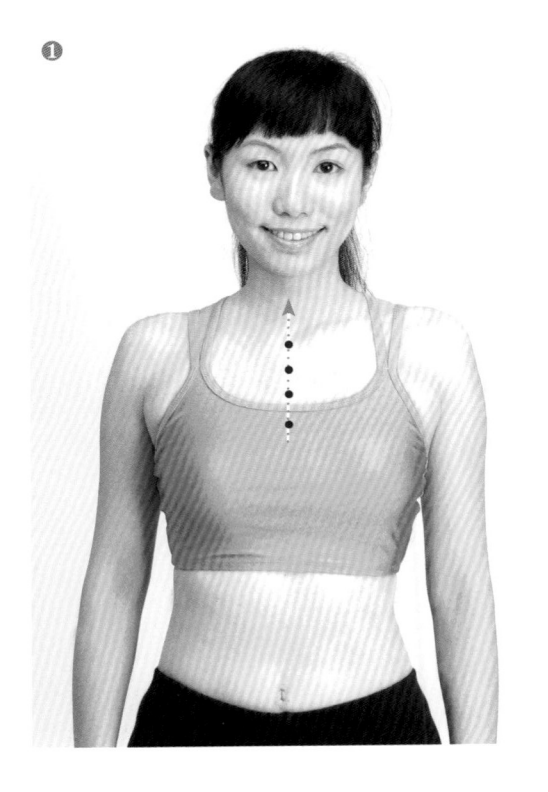

　　由於任脈路線行經胸肺，因此可調整胸中元氣、止咳化痰。

【第六組用法】

❶ 在上背心的後中央線上（即針灸之督脈路線上），每隔 1 個脊椎間隙放 1 磁石。

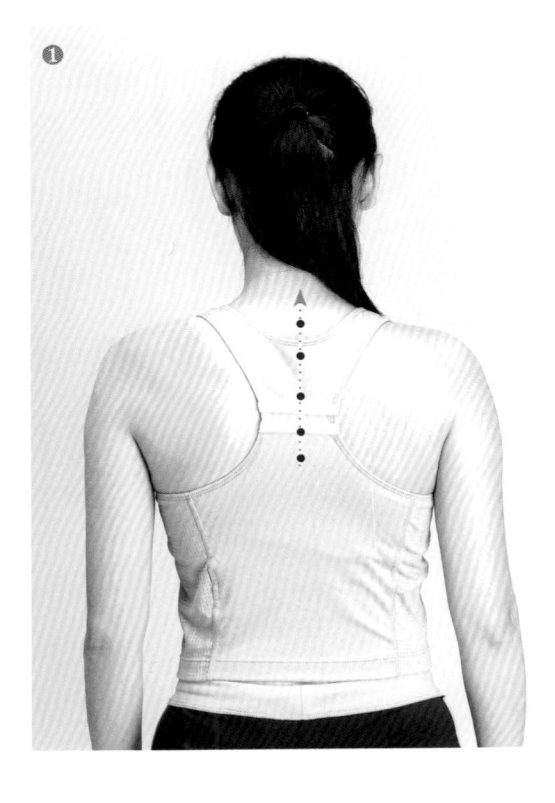

　　督脈路線上之上背心部分乃心肺反射區，因而可調節肺部、氣管的循環功能，達到順氣止咳的目的。

(2) 使用磁石時間

　　每一個患者所需放置的時間會有些差異，一般而言，每一點放 40 分鐘至1小時。某些朋友或某類病況需要數小時，甚至於整天使用，可斟酌使用。若在 40 分鐘之後，並未解除不適感，可稍微移動磁石的位置，以達到較有效的部位。

　　將磁石使用在身體的正確位置是很重要的，若同時使用多個磁石，每個磁石之間至少保持2公分的距離，以免發生互相干擾，無法產生作用。每一位病人反應也不盡相同，有的會感覺發熱，有的會覺得麻麻的，有的則是能使症狀舒緩下來。

(3) 注意事項

　　若患者有心律調節器、背部神經刺激器、點滴注射器、經皮貼片或其它由「磁性設定的醫療器材」的病患，請勿使用。如果您不確定身上的裝置，使用前應先請教醫師。另一方面，亦不可直接使用在開放性的傷口或感染部位，或使用在孕婦身上。

　　在使用磁石之前，皮膚應保持清潔、乾燥，擦掉各式各樣的化妝品如油脂、乳液及營養霜等，並等到皮膚乾燥後才使用。如果因為使用磁石而發生皮膚過敏的現象，請暫停使用。如果連續使用幾個小時或幾次都無感覺，請確認磁石是否放在正確的位置，或建議您就醫。

(4) 磁石種類

　　依據筆者個人經驗，有下列的健康磁石，可以推薦給大家參考，但還是必須根據個人狀況小心選購、使用。安麗磁石健康貼片一組 60 片，適用於黏貼磁石在皮膚上，為低過敏性材質，安全舒適。倘若知道正確穴位位置及配穴方法，那更是如虎添翼，效果頗佳。

5. 拔罐止咳法

拔罐法，是以竹罐、玻璃杯或塑膠等容器為工具，利用燃燒或簡單機械抽離的手法，排出罐內空氣，形成負壓，使罐子能吸附在皮膚或穴位上，造成「鬱血」現象（瘀血鬱積之氣透出皮膚）的一種療法。有行氣活血、袪濕逐寒及消腫止痛的作用。

(1) 拔罐種類

塑膠拔罐器、哈慈五行針拔罐器目前較為常見，也較實用；竹罐和玻璃杯僅提供給讀者參考。

A.塑膠拔罐器

將瓶口覆蓋在皮膚上，再用手指拉拉柄數次，直接將罐中空氣抽光，形成負壓，造成充血現象。其優點是使用起來非常方便且安全，缺點是用久了，此類塑膠材質容易有細小雜紋或龜裂。此種器具可在販賣中醫書籍或中醫醫療器材店買得到，價格不貴。

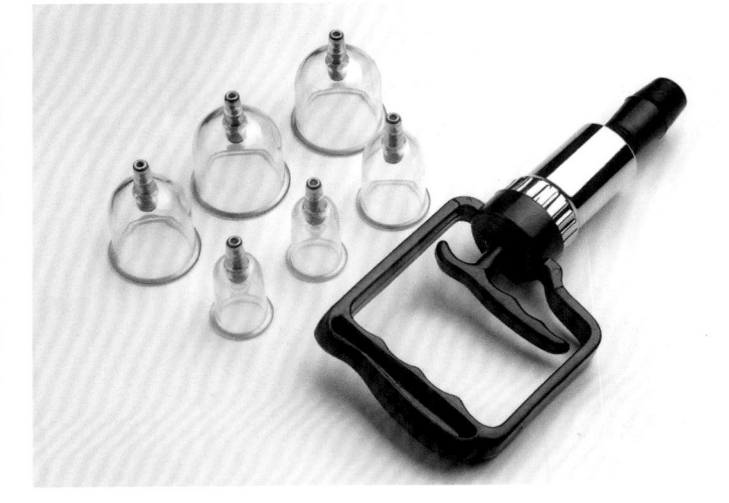

B.哈慈五行針拔罐器

此乃大陸所發明之一種特殊拔罐器，在拔罐杯中有一具有磁性的尖狀物，杯上則是像 1 個小汽球的塑膠空氣吸力物，操作很簡單，只要將小汽球捏緊，將杯口往皮膚一罩，就可吸附在穴位上，除了一般拔罐的效果，又多了像針刺激的尖狀物，故稱哈慈五行針。廠商所謂安全且無針的針灸拔罐器。

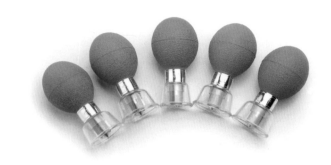

C.竹罐

直徑 3~7 公分，高約 8~10 公分，上端開口，下端留竹節作為罐底，打磨使之光滑備用。在古代較多使用，主要是取材天然、輕巧且不易摔破。目前可在竹藝品店買到。

D.玻璃杯

容易取得，大小有較多種的選擇，且材質透明，在使用拔罐法時能直接看到拔罐部位的充血程度，便於隨時掌握情況，缺點是容易摔裂。

(2) 拔罐手法

A.直接吸附法

將一般塑膠拔罐器或哈慈五行針直接將杯口罩在穴位上，以拉柄抽氣或汽球抽氣而吸附，使皮膚充血。這是目前最常見也最方便的拔灌法，最適合一般使用。

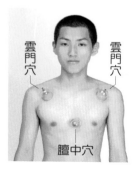
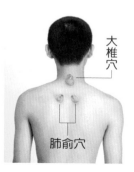

雲門穴　　雲門穴　　大椎穴
膻中穴　　肺俞穴

以下兩種方式給讀者參考，目前已經較少使用。

B.投火法

將點燃的酒精棉球，投入罐內後，迅速將罐子罩在施術部位。本法只適用於側面橫拔，否則燃燒的棉球落下會燙傷皮膚。如患者採坐姿，微挺胸，在背部施之。

C.閃火法

用鑷子夾住沾有酒精的棉球，點燃後，在罐內稍微繞一下，立即抽出，再火速將罐子罩在穴位上。

D.三角形拔罐法

❶ 將 3 個罐子分別罩在後頸根（大椎穴）、第三胸椎左右兩側（肺俞穴，在上背心，兩個肩胛骨最窄處），每個約吸附 5 分鐘後。在罐口的邊緣稍用手指一掐，即可使罐子脫落。不同年齡、性別、身材及部位，選用不同口徑的罐子。

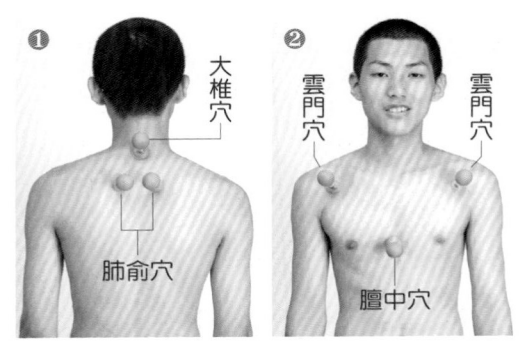

❷ 另將 3 個罐子分別罩在胸部左上角（雲門穴，第一肋骨左外緣的凹窩）、胸部右上角（雲門穴，第一肋骨右外緣的凹窩）及胸口部位（膻中穴，兩乳連線之中點），一樣每個約吸附 5 分鐘後。在罐口的邊緣稍用手指一掐，即可使罐子脫落。

每天施行 1 次，要將罐子拔緊，才能產生效果。一般 3 至 5 日即可見效。拔罐後皮膚會有青紫充血現象，正常狀況下幾天就會消失，若超過 1 星期以上皮膚瘀青狀況一直未消除，那表示此患者氣血皆虛，氣不足以推動血液快速的新陳代謝與修護，要趕緊補血補氣。

倘若，皮膚上出現小水泡身體幾天就會吸收掉，不要弄破。若是出現大水泡，則用消毒後的針刺破，將泡內液體導出，再用紫藥水擦拭消毒。有水泡通常代表此人體內非常潮濕，體液代謝差，痰液過多。

(3) 注意事項

　　拔罐屬於「瀉法」，身體虛弱、中氣不足、心臟有病、孕婦、皮膚有傷口、水腫及容易出血者，不宜使用拔罐法。

6. 運動止咳法

(1) 半倒立法

・招式

❶ 躺在床上或地板上，不要用枕頭，用雙手將腰及雙腳舉高，使下半身盡量垂直在半空中 3 到 5 分鐘，一天之中做個 3 至 5 次，效果就會出現。剛開始練習時，會有點難過，但多練習幾次就會駕輕就熟。高血壓及腰痛患者倒立時不要超過 3 分鐘。

　　年齡高者或較虛弱的人，倘若一時之間無法將此動作做得標準，或者根本挺不上去，可躺在床上，將雙腳跨在牆上，仍然用雙手撐在後腰，慢慢習慣後再做標準些，就不會有危險了。

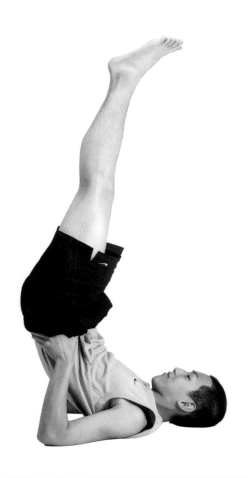

・原理

　　如此整個上呼吸道會因倒立而加強抗病作用，鼻子、喉嚨與氣管都會立即暢通無阻，並同時會刺激腦部產生足夠的腦內嗎啡及干擾素等內分泌，而達到祛痰止咳的目的。

(2) 翻掌舉高腳尖走

・招式

❶ 雙掌交叉手指合在一起,然後翻掌舉高在頭頂上。

❷ 接著以雙腳腳尖行走 10 分鐘,每日 3 至 5 次。

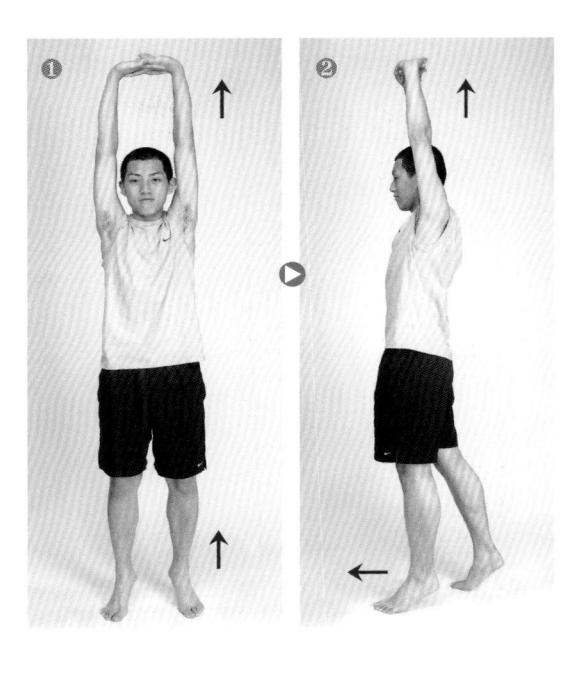

・原理

　　當兩手臂翻掌舉高時會特別作用在左右「肺部的上端」,使呼吸作用重新整合而祛痰止咳;而以腳尖行走時會刺激腦內嗎啡的分泌,因為腳尖為頭部的反射區,兩者的作用合而為一可有效幫助止咳。

(3) 背部爬行式

・招式

❶ 找一處平滑的木質地板上,躺下來,深深吸一口氣後挪　一邊的背部,再挪動另一邊的背部,即以左右背部來來回回呼吸系統的代謝,不出幾日咳嗽就不見了。

❷ 爬行,直到出汗為止,1 日做數次。

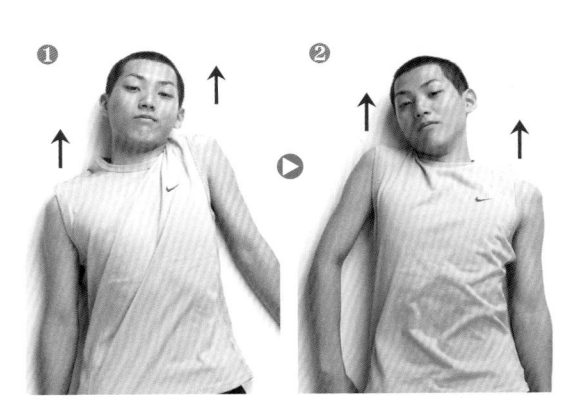

・原理

　　背部為肺部呼吸系統的反射區,當以背部挪動爬行時,就會刺激氣管的活動,一出汗後,肺部受風受寒的咳嗽就會得到紓解了。

7. 刮痧止咳法

　　古時候的醫療不是那麼方便，因此老一輩的人經由長輩的傳承教誨，當家中老小的身體有任何不舒服時，就會使用牛角、梳子、湯匙或銅錢沾些水或油膏，來立刻減輕身上的病病痛痛。

　　刮痧，這種傳統的民俗療法迅速有效，尤其對於熱邪鬱結體內所引起的疾病與危險，往往馬上救人一命。它具有著調解人體生理功能，活絡氣血，疏經通脈，消瘀止痛，平衡陰陽等作用，且更具有著無毒且副作用少的優點。立即袪除或舒緩痠痛的療效，其效果非常明顯，據說在泰北地區因為醫師及醫藥的缺乏情況下，當有急病時，他們常常用此法，先刮痧再想辦法後送醫院，替族人省下了許多致命的麻煩。

(1) 背景介紹

　　數千年來，中國傳統醫藥醫學書籍中一再談到血瘀、血滯及痧等名詞。由此可知這幾個現象對於人體的影響最大，一般患者自覺痠痛也大多由此而來。

　　人體之所以會感覺痠痛乃是體內有所不通。所謂的痧，可能指的是身體較外層的血滯血瘀意思，亦即只人體微細血管中所集結形成的不流通物（瘀塊、毒素、廢棄物、結晶等），阻塞血液通暢，日積月累造成血管徑愈變愈小，影響血液對於全身養分的輸送或廢物之排除，造成循環不良，它們像粥狀物一般附著在血管壁上，使得血液流通受阻，流經該阻塞處之血流壓力持續增大，進而逼迫該處向四周擴張，擠壓阻塞處周圍神經，於是人體得以感覺痠痛。

　　這些痠麻脹痛，會逐漸導致人體發生各種疾病。這種現象的形成，多來自各種疾病、手術後遺症、不良的飲食生活習慣、跌打損傷或是姿勢不正確等。

　　所以利用刮痧這種有效去瘀的方式來改善身體的不適，是方便又安全的處理方式。

(2) 種類

刮痧的方式種類頗多，不管是刮痧、拍痧、敲痧、震痧、彈痧，或是捏痧，都是處理痧的方法。

(3) 注意事項

不論是那一種刮痧手法，讀者仍然要注意這些手法皆屬於「瀉法」，對於體弱多病、心臟病、肺氣虛、面白、唇白的人就不適合使用刮痧法。假使刮痧時，又同時使用發涼的精油，那更加深心臟麻痺或休克的危險。

刮痧時，最好順著十四條經絡的走向來實施，不僅效果迅速，而且較不會產生危險。

倘若不清楚這些經絡的走向，可依照下列的原則來施行（注意！不可以來回刮）：

a.後頸部：左側或右側，均由上往下刮

b.後頸部中央線：由下往上刮

c.脊椎中線：由下往上刮

d.背部的左側或右側：均由上往下刮（和脊椎中線一樣照片，畫不一樣線條即可）

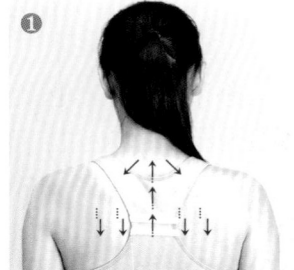
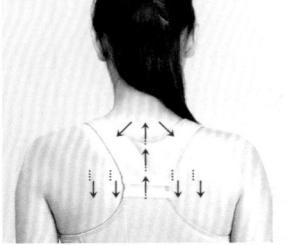
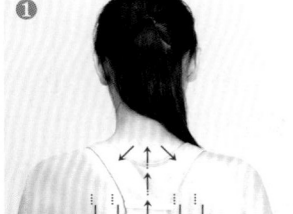

▲背部刮痧方向圖

e.手部內側：分前、中、後，均由上往下刮

f.手部外側：分前、中、後，均由下往上刮

g.腿部內側：分前、中、後，均由下往上刮

h.腿部外側：分前、中、後，均由上往下刮

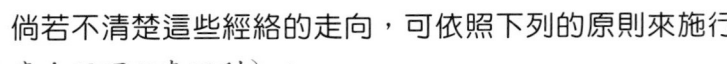
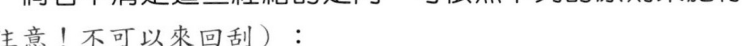
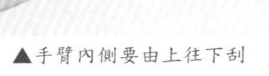

▲手臂內側要由上往下刮

(4) 咳嗽的刮痧法

後頸部兩側（由上往下刮）、上背心兩側（由上往下刮）、手

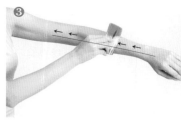

▲手臂外側由下往上刮

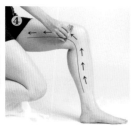
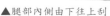

▲腿部內側由下往上刮

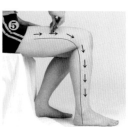

▲腿部外側由上往下刮

臂內側前緣（由上往下刮）、手臂外側後緣（由下往上刮）等部位來實施，每區 5 分鐘，每日 1~2 次，刮痧前後得喝1杯溫開水，以利代謝廢物，並避免危險。記得不可來回刮。

　　一般民間有的人在這些區域先施以梅花針或以刀片淺刺皮膚，讓瘀血在刮痧時流出之方法，以達迅速效果，但是此種方法乃醫師專業手法，如操作不當或消毒不夠徹底完整，時常有嚴重的副作用產生，建議一般讀者避免此種做法，還是交由人體去吸收循環代謝較符合安全。

8. 外敷止咳法

(1) 外感風寒型

· 適用

　　惡寒明顯，頭痛身痛較重，舌苔薄白而潤，脈浮緊等症狀。

· 做法

❶ 至中藥房訂購中藥粉，配方為艾草2兩、香附2錢、甘遂2錢、白芥子1錢、細辛1錢、明礬6

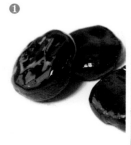

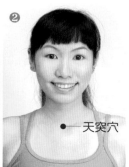

天突穴

分、冰片 3 分，搗研成細末，以少許醋調成糊狀（有機醋最好），做成直徑 2 公分左右的藥餅數個。

❷ 以西藥房所購買的紗布、膠布，固定在天突穴（低頭，下巴碰到頸部處）及上背心中央處各 1 個，每次貼 4~5 個小時，每日 1~2 次，連續貼 3~10 日。

(2) 外感風熱型

· 適用

　惡寒不明顯，咽喉乾或紅痛，舌苔薄而乾，脈浮而快等症狀。

· 做法

❶ 至中藥房訂購中藥粉，配方為麻黃6錢、杏仁3錢、石膏1兩、枳實3錢、甘草2錢、紫苑5錢、紫蘇葉1兩，搗研成細末，以少許醋調成糊狀，做成直徑2公分左右的藥餅數個。

❷ 以西藥房所購買的紗布、膠布，固定在後頸根、胸口、手肘外側、小腿肚中點（小腿後面中央）等處，每次貼 4~5 個小時，每日 1 次，連續貼 3~10 日。

· **注意事項**

　皮膚若有傷口，或會皮膚過敏者，不宜使用。

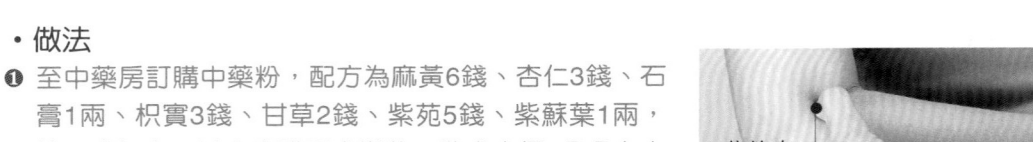

曲他穴

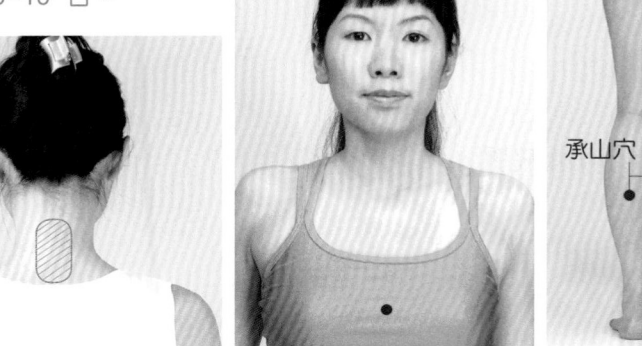

承山穴

● 將藥餅貼於這些部位，有助於止咳。

9. 抽菸者止咳法

　　長期抽菸的人，多半會口乾舌燥、口臭、牙齒黃，常不經意的乾咳幾聲，晨起總是一口濃痰、嘴巴感覺苦苦的，這是因為煙抽久了會使人的身體傾向「陰虛火旺」的體質，也就是說體內的滋潤物質不足，尤其呼吸道的黏膜組織，會變得太乾燥，無法有效吸附細菌病毒等有害物質，日子一久往往有很高的機率就變成了乾咳、慢性支氣管炎、慢性肺氣腫、肺癌等問題。

(1) 戒菸要吃對的食物

　　因而，抽菸者應每天吃能「清肺滋陰」的食物，如水梨、枇杷、甘蔗、白木耳、豬肺湯、豬血湯、鴨血、枇杷膏、海參、雪蛤膏、蓮藕茶等等，以免咳嗽加劇，肺部組織受污受損的程度加速進行。

　　另外，可請中醫師開「清燥救肺湯」與「麻杏甘石湯」的合方或加減單味藥，此兩方合用對抽菸所引起的各種呼吸道毛病，有相當不錯的療效，甚至於可降低肺癌的發生。

(2) 利用敲打止咳法排出肺中的廢氣

　　每次抽菸後，馬上以虎口（手握空拳，食指尖與拇指尖扣在一起）有彈 地輕敲胸部的左上角凹窩（以右手敲）及右上角凹窩（以左手敲），每邊敲數分鐘直到喉嚨自動發癢而咳嗽，兩邊都要敲打，這樣才能有效地清出呼吸道淤積的污染。假如您的肺部污染嚴重（如老菸槍），那麼可能敲擊數分鐘都沒有咳嗽反應，需要多

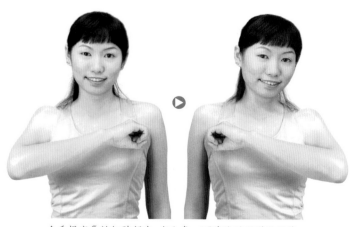

▲手握空拳敲打肺部左、右上角，可清除呼吸道的污染。

些時間來努力敲擊清理。倘若，經過長時間的敲打而一直得不到咳嗽反應，表示肺部內部問題較嚴重，建議赴醫院詳細檢查肺部。

抽菸害人害己，不斷提醒自己吸菸的壞處，早睡早起、早晚運 10 分鐘，暫時避開吸菸的朋友與環境，多和支持自己戒菸的家人或朋友在一起，以達到戒菸的目的。

(3) 有效戒菸法

A.含甘草片

至中藥房 買切好的甘草片 2 兩，欲抽菸時，就含1片在口中，直到甘草片完全軟化，再吐掉。

中醫處方離不開甘草，俗稱"十方九草，甘草性平，以味甘得名，入十二經，生用氣平，補脾不胃足，而瀉心火。火急甚者，必以此緩之。炙用氣溫，補三焦元氣，而散表寒。

能調和諸藥，入和劑則補益，入汗劑則解肌，解退肌表之熱。入涼劑則瀉邪熱，白虎湯、瀉心湯之類。入峻劑則緩正氣，薑、附加之，恐其僭上，硝、黃加之，恐其峻下，皆緩之之意。入潤劑則養陰血。甘草湯之類。

故抽菸者含甘草片會產生滿足感，減少抽菸量。

B.捏耳穴

想抽菸的時候，趕緊用食指指尖掐按耳凹中央的上下左右周圍（耳洞旁邊的凹陷區），此乃耳穴肺部反射區，多掐按此處，會清肺止咳，減少尼古丁的依賴。

每日最少掐5次，耳凹中央的上下左右都要掐，每次掐 20~30 秒。

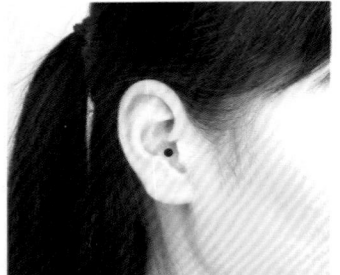

▲按壓耳穴肺部反射區，可清肺止咳。

C.喝豬乳

豬乳有很多特殊的價值，台大畜產系的教授鄭登貴，就曾研究利用豬乳來生產治療血友病的蛋白質藥物，喝豬母乳戒菸只是其中一項有用的功能。

至養豬人家訂購豬母乳，每天早餐喝 1 杯，喝到戒掉為止。喝了豬乳以後會逐漸感覺抽菸的煙味難聞，不再想抽。

D.吃南瓜

南瓜屬葫蘆科草本植物，性味甘溫，入脾胃經。功能補中益氣，化痰，排膿，消炎，殺蟲，止痛。南瓜含有豐富的醣類、澱粉，並含有蛋白質、胺基酸（胡盧巴鹼、腺嘌呤、精氨酸、瓜氨酸、天門冬素、多縮戊糖等）、脂肪、維生素 A、B_1、C、鈷、鈣、磷等礦物質，具補中益氣，消炎止痛之療效。若是 胃濕熱、胸脘脹悶者，則不宜。南瓜可減輕抽菸者對尼古丁的依賴，亦可使腹中較有滿足感，不會一直想抽菸。

此外，南瓜是一個很有意思的蔬菜，有個實驗可以證明。美國麻省的艾摩斯特學院實驗人員用鐵圈把一個小南瓜團團箍住，然後仔細觀察當南瓜逐漸長大時，能夠承受鐵圈多大的壓力。最初他們估計南瓜最大能夠承受大約 500 磅的壓力。在實驗的第一個月，南瓜承受了 500 磅的壓力；實驗到第二個月時，這個南瓜承受了 1500 磅的壓力；當它承受到 2000 磅壓力時，研究人員必須把鐵圈捆得更牢，以免南瓜把鐵圈撐開。最後整個南瓜承受了超過「5000 磅」的壓力，瓜皮才產生破裂。

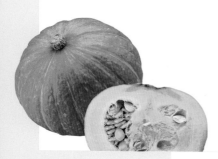

他們打開南瓜後發現它已經不能吃了，因為在試圖突破鐵圈包圍的過程中，南瓜的果肉變成了非常堅韌牢固的層層纖維。而為了吸收充分的養分，以突破限制它成長的鐵圈，它的根部甚至延展超過「8 萬呎」，所有的根往不同的方向全方位地伸展，最後這個南瓜獨自接管了整個培植園的土壤與資源。

抽菸者多吃南瓜，也許更能抵抗外在與內心的壓力，而減少抽菸量。

10. 彎腰清痰止咳法

　　咳嗽的困擾多半在於痰液或鼻涕卡在喉嚨或鼻子裡而出不來，有時候甚至於會難過得無法呼吸，此時有幾個特別有效的方法可以迅速清出這些體內廢棄物：

(1)「哼」音清涕法

　　可稍「彎腰」在洗臉台前，以丹田（下腹部中心）的力量，用力發出「哼」的長音，會較能徹底哼出鼻腔深處的鼻涕，而不會使得鼻腔的氣壓過度擠壓而造成頭昏腦脹、耳脹或甚至於流鼻血。

　　一邊哼出鼻涕，一邊以左手無名指挖出鼻涕，並隨即在水龍頭下沖走，就不會讓鼻涕黏在鼻內與手指上。

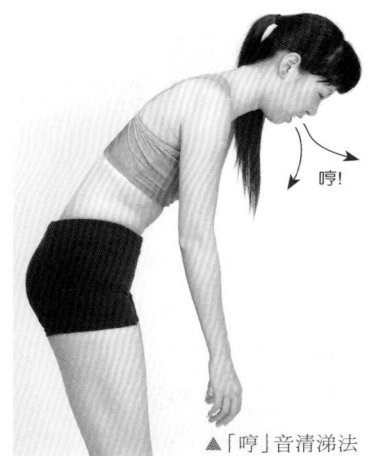

▲「哼」音清涕法

(2) 左右按壓清涕法

　　以左手食指第二關節頭堵住右鼻孔，可較容易擤出深藏在左鼻孔內的鼻涕。

　　然後以右手食指第二關節頭堵住左鼻孔，可較容易擤出深藏在右鼻孔內的鼻涕；這樣的方式也不會造成七竅內氣壓的不平衡，左右各清幾次，就可清乾淨鼻涕。

(3) 「呵」音排痰法

　　發出重低音的「呵」字訣聲音，可較容易「喀出」喉嚨深處的濃痰；或發出「奧嗚」的吹氣聲，亦可較易呼出痰球。

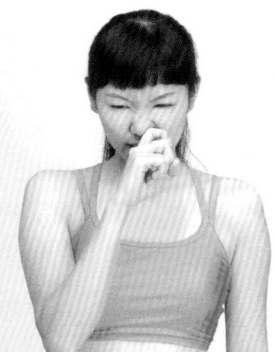

▲左右按壓清涕法　　　　▲「呵」音排痰法

11.暫時停止呼吸止咳法

當您咳嗽又整天鼻塞時，鼻塞常常會使你睡覺或白天時不自覺地打開嘴巴來呼吸，因為只能用喉嚨呼吸，而沒有鼻子的過濾作用，更加容易使喉嚨口乾舌燥，甚至於發炎腫痛，如此一來咳嗽、鼻塞、喉痛症狀一起來，結果病拖得更久。假如您已看過很多醫生，也試過所有正常的方法，但還是鼻塞咳嗽時，可使用本方法來改善。

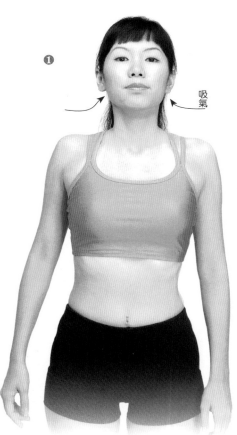

❶

吸氣

❶ 先來一個深呼吸，不管是用嘴巴或剩下的一邊鼻孔，不斷地吸氣，同時儘量擴張脹大您的胸部。

❷ 「暫時停止呼吸」心中默數一秒二秒三秒……直到無法再忍受憋氣，才放棄停止呼吸。

❸ 重新深深吸一口氣，再暫時停止呼吸，心中默數能支持最久的秒數。

　　如此一來，每一次能暫時停止呼吸的時間會愈來愈長，當您可以支持到 60 秒時，不論多嚴重的鼻塞都會豁然開朗，暢通無比，同時再咳嗽時，也比較容易咳出痰來，逐漸痊癒。

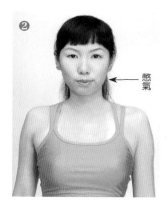

❷

憋氣

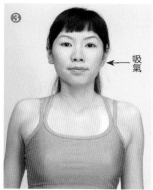

❸

吸氣

Dr. Wu 的問診室

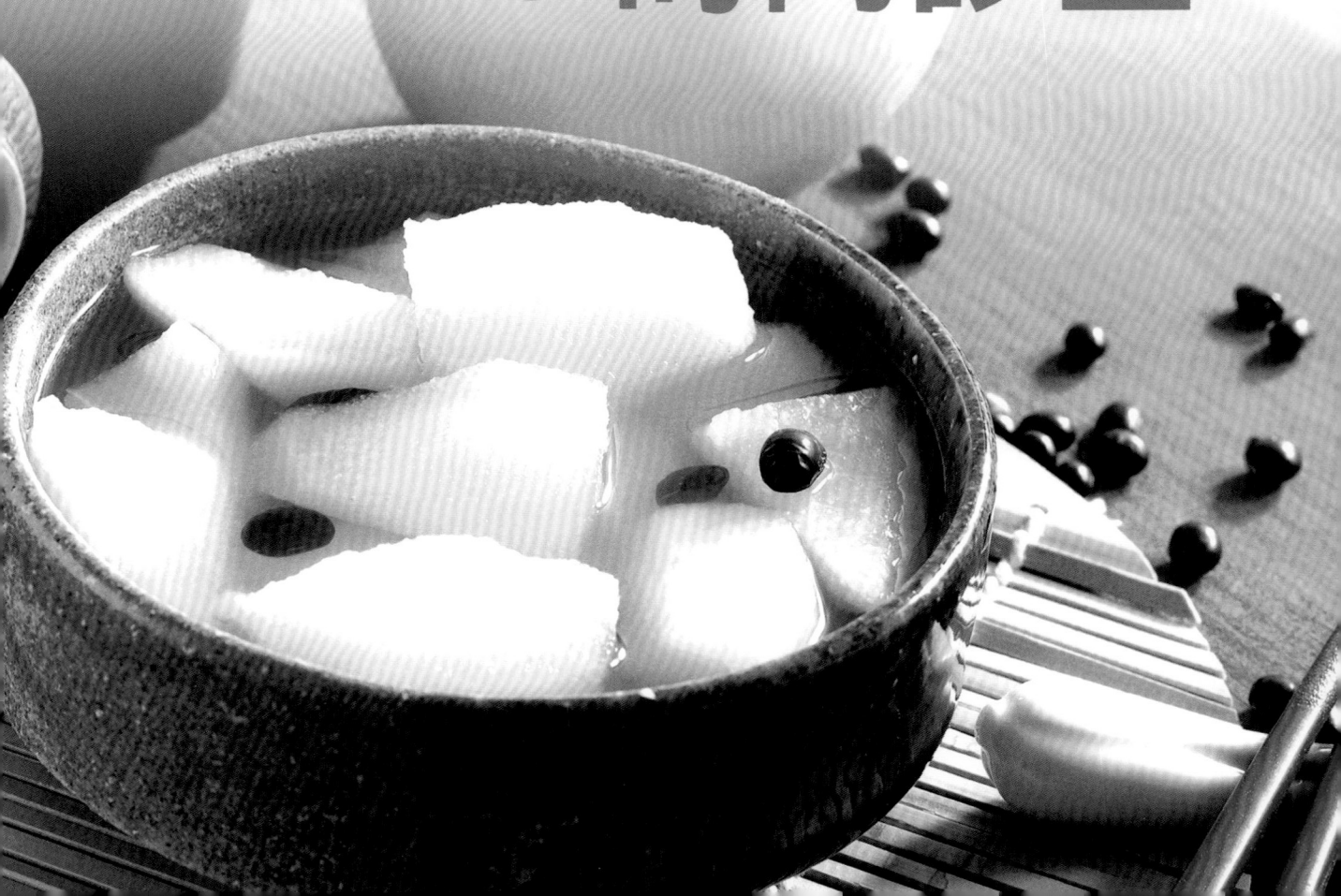

Q1: 為什麼我會咳個不停呢？

A: 其實很簡單，因為咳嗽是身體一種自我保護防衛機制，只要您的呼吸道有異物（包括痰），就會發生咳嗽，一次咳嗽的力道可到達像噴射機的速度與壓力，會咳出千千萬萬的細菌與病毒，幫助清出「痰」，逐漸使您的呼吸道變乾淨，您才會健康起來。

Q2: 有的朋友說，我並沒有發覺有痰或是感冒，怎會咳嗽呢？

A: 雖然沒有咳出具體的痰塊，有可能呼吸道中太乾燥，一般人所說的有火氣，也會引發咳嗽，那多半是乾咳或燥咳，乃體內有熱(發炎)所致。有的咳嗽是吃某一類藥物的副作用，像某些高血壓的藥就有這個問題。有的時候是吃不適合自己身體的食物也會引發咳嗽。

Q3: 為什麼我吃到某些東西，就會咳得更厲害呢？

A: 假如您體內有熱，若再吃一些乾巴巴的東西，像炸雞、薯條、炸排骨、胡椒、辣椒、烤香腸、天婦羅、梅粉地瓜條等，那就是火上加油，一個火再疊上一個火就是發「炎」，當然就會立即引發咳嗽。假如您體內有風寒，若再吃一些寒涼食物，像冰飲料、啤酒、綠豆湯、葡萄柚、香瓜、珍珠奶茶、冰豆漿、冰牛奶、冰紅茶等，寒上加寒，體內無法維持36.5度恆溫，當然會馬上引發咳嗽。

Q4: 小BABY才一歲多，嘴巴常流口水，偶而腹瀉，一感冒時鼻涕滿載在鼻腔中，自己不會擤出來，一直聽到呼嚕呼嚕的呼吸喘息聲，好像氣喘要發作似的，令作父母的心驚肉跳，要怎麼辦？

A: 治標先用一張薄薄的衛生紙捲成長條狀，在小寶貝的鼻下緣來回拉抽，就可勾帶出較多的鼻涕出來。治根的話，我自己都買一罐「七味白朮散」科學中藥粉劑，每次用 2~3 公克與熱開水大約 20~30 西西沖開，等待一會兒變成溫溫時，再用小湯匙或小杯子餵給小孩吃，一天餵 2~3 次，感冒症狀很快地就會緩解而好轉。

因為流口水、腹瀉就是脾臟虛弱體內有濕氣七味白朮散出自小兒藥證直訣，能健脾益氣、和胃生津、止瀉，原就是專門用來治療小兒脾胃虛弱，津虛內熱，嘔吐泄瀉，肌熱煩渴等證。

小孩子胃口不佳，時常感冒或腹瀉，吸收不好，都可用「七味白朮散」來調養。沒有生病時，每天服一次即可，劑量是 2 歲以下 1.5~3 公克，2~12 歲 4~6 公克。可將體質轉好。

Q5: 小朋友才兩歲，感冒時咳個不停，看了醫生吃了藥，還是咳個沒完沒了，每次吃藥跟打仗一樣，小寶貝就是寧死不從的反應，要怎麼辦？

A: 可跟農會購買純正的「蓮藕粉」，每次大概用 15~20 公克，加水，煮成蓮藕茶，不用加糖，它有自然的淡淡的甘甜，裝在杯子中用吸管，小朋友都會喜歡喝；蓮藕茶能活血化瘀、修補耗損的血管、氣管，溫和又有用。另一方面，用手指前端部分或空掌輕輕拍打小朋友的上背心與胸部左右上角數分鐘，每日數次，可幫助他們清出更多的痰液與鼻涕，並且改善肺部、氣管等呼吸道器官的功能，加速痊癒。

Q6: 小朋友感冒微微咳嗽，但身體燙燙的，好像有發燒，做父母的免不了又得擔心死了，到底要不要吃退燒藥？

A: 小寶貝身體發燙又咳嗽，實在是叫人操心，但其實發燒亦是身體一種保護機制，因為體內加溫可抑制細菌和病毒，一熱就出汗，也是將病毒從皮膚迅速排出去，各位爸爸媽媽只要摸摸小朋友的手心腳心就可做些初步判斷，手心熱起來大概微微發燒，若是腳心發燙，那就表示可能有高燒，要趕緊去找醫生檢查了。

在家裡可做甚麼來幫助退燒呢？第一個，可以每隔四五小時幫小寶貝全身按摩一遍，這個用意是促進小朋友的氣血循環，使其免疫系統自動恢復正常，進而剿滅細菌或病毒，因為感冒病毒有數百種，唯有體內免疫力變好，才能確實殺掉病毒，避免發燒。若是半夜裡，小孩高燒不退，令人憂慮，可用涼的精油塗抹在後頸根，此處有大椎穴，是個散熱退燒的關鍵點。

Q7: 咳嗽的人，為何要少吃麵食？

A: 中醫的食療經驗發現麵食有滋潤作用，比較適合乾燥的地區，但容易生痰，痰為百病之源，痰卡在呼吸道就咳嗽、鼻涕多，痰卡在頭部就容易中風，我的經驗是除非您每天都有規律運動到出汗，吃麵食的壞影響才能減到最低。

西雅圖自然醫科大學達達摩彼得醫師等研究發現，所有血型都不適合小麥產品，對 O 型人容易引起呼吸道及消化道過敏與罹患糖尿病，對B型朋友容易造成身體發炎，對A型人容易鼻過敏，對AB型人容易造成下半身肥胖及五官的炎症。

天下雜誌出版《小麥完全真相》：「經過幾十年的雜交、配種、基因改造，食品加工業者能夠以最低成本生產更大量、更不怕乾旱的小麥，方便做成各種食品。但是現代小麥的結構卻因此被完全改變，包含更多麩質蛋白質、營養價值幾乎蕩然無存。全麥麵包的 GI 值（升糖指數）甚至比白麵包跟蔗糖都高！除了讓我們在腹部、臀部累積出難看的小麥肚、大象腿，累積的脂肪也是體內發炎的溫床，更是跟快速老化、心臟病、糖尿病、關節炎、神經失調的成因都有關。」

Q8: 一位在航空公司貴賓室上班的女性，每天工作繁忙，常常要輪值早班或晚班，有時賓客一天當中有上千人，睡眠時常不足，疲累之下就得了感冒，拖了幾天就有咳嗽，結果咳嗽好像一直好不了，要怎麼辦？

A: 睡眠不好，免疫力自然下降，有時甚至只有 1/3，我首先建議她是中午盡量抽空睡個半小時，此時是午時時分，對補養身體很有幫助，現代科學研究也發現13~14 點之間若能好好睡覺，在沒有光害環境下，能使身體分泌褪黑激素。其次，我則建議常做倒立 1~3 分鐘（躺著把腰腳舉高的半倒立也可），此舉可刺激腦部產生有益的內分泌，如腦內嗎啡等，感冒好的比較快。第三個建議是每餐飯中一定要有一半都是蔬果，可增加身體的抗病能力。

Q9: 有位上班的女性，由於夜裡常需要餵奶，睡眠嚴重不足，結果也是一直感冒，只要吃到烤炸上火的食物，她就會長針眼，眼皮出現一個大膿包，挺嚇人的，因為餵奶又不敢吃太涼的食物或藥物，怕會斷奶，到時候小BABY就會哭鬧不休，全家不得安寧，問說要如何辦才好？

A: 我首先建議她少吃麵食、烤炸食物、餅乾、蛋糕等會發的食物，因為她的體質容易上火，需要滋潤的物質但不能太寒涼去影響餵奶，因此可多吃一些黏黏滑滑的菠菜、秋葵、無糖退冰仙草或愛玉、冬瓜、七葉膽茶等。對於針眼膿包，可至西藥房買些酒精棉片、採血片，在眼睛外眼角外側一拇指寬處的太陽穴點刺三下，放血數滴擠出來，體內有熱有地方宣洩出來，膿包就會消了。

Q10: 我感冒了三天，擤鼻涕大概用了五包衛生紙，絕不誇張，還清出一大堆深綠色的黏狀物，結果現在有一點流鼻血，是身體裡面有熱有發炎的東西嗎？

A: 流鼻血一般都會認為體內太熱，但擤鼻涕太多次也會造成鼻膜出血，那不是內熱，這時候只要塗點精風油白花油等在鼻子中間凹處，就會止血。有綠色黏物表示體內還有濕與寒，需要服用藥物清出來，例如桂枝湯、葛根湯等。

Q11: 我感冒了二天，**鼻塞嚴重**，醫師也開了藥物，但還是難過得很，是否還有其他方法能使身體更舒服？

A: 以兩手摀住鼻子，上下按摩搓熱鼻子兩旁數十下，這個動作隨時都可做一做，尤其早上一醒過來及晚上睡覺前一定要做一次，可暢通鼻腔循環，加強鼻子的的組織。其次，可用吹風機溫暖腳趾尖，因為腳趾頭是額及鼻腔反射區，吹個幾個幾分鐘，鼻子就舒服多了。

Q12: 咳嗽的人，為何要少吃豬肉及其產品？

A: 根據美國西雅圖大學血型食療研究，認為 O、A、B、AB 等所有血型的體質都不適合吃豬肉，宜少吃。中醫典籍中亦記載許多久食豬肉的害處：例如；昂按別錄云：「豬肉閉血脈，弱筋骨，虛人肌，不可久食。」陶宏景曰：「豬為用最多，惟肉不可食。」孫思邈曰：「久食令人少子，發宿病，筋骨碎痛之氣。孟詵曰：久食殺藥，動風發疾。」李時珍曰：「多食則助熱生痰，動風作濕，傷風寒及病初癒人為大忌。」

　　總而言之，豬肉吃得越多痰也多，感冒好的慢，還會衍生一對毛病來。

Q13: 感冒或咳嗽的人，為何不能吃冰過的東西？

A: 咳嗽的人本就體虛，多半怕風怕冷，新陳代謝低，退冰過的食物，表面上看起來好像不怎樣冰，但實際上裡面的寒氣仍在。對於生病的人，還是有某種程度的壞影響，例如拖慢循環，感冒咳嗽就好的慢，這是人體若要正常運作就得保持恆溫，保持 36.5~37℃，人一吃冰的東西，需耗費更多的能量來恢復到正常的體溫，如此一來，身體就更累，更好的慢。我的經驗是退冰的食物雖不是那麼冰凍，卻仍然對虛弱生病的人造成緩慢的傷害。

若是萬不得已要吃較冰的食物，那麼建議您咀嚼在嘴中久一些，心開竅於舌，心屬火，陽氣較足，連帶地舌頭較熱，食物留在口中久一些，一方面減低寒性，一方面可多分泌酵素，消化吸收更好。

Q14: 感冒或咳嗽的人，為何要少喝飲料、少吃甜點？

A: 根據美國政府公布的新飲食指南，食物中添加的糖才是真正的健康殺手，美國人飲食中近半的添加糖來自含糖飲料，例如汽水和運動飲料，我們一直追著美式飲食風尚跑，所以我們的日常食物添加糖的含量不遑多讓；另一個問題是高糖會使呼吸道黏液、痰液迅速增加，因而吃甜點配飲料，不僅容易發胖，痰越生越多，感冒或咳嗽當然更不容易好，況且飲料多是冰的才會覺得好喝，就會造成惡性循環，喝得越多身體越差。

Q15: 感冒或咳嗽的人，為何要少吃烤炸食物？

A: 烤炸食物一定含油量過多，再加上多半有再裹粉在外層，再撒上各種辛香料，全都會過度刺激呼吸道。這些容易上火的東西，會使呼吸道的黏膜組織的滋潤物質不足，無法充分反應外來的侵入物（細菌、病毒）等，累積久了就容易引發發炎，可以說是發炎的前驅物。美國西雅圖大學血型食療研究亦認為不論是黑胡椒或是白胡椒都不適合每一個血型，吃得越多，對身體越不利。對於咳嗽的人，當然也發得更厲害。

　　每次在小吃店點貢丸湯、魚丸湯、蘿蔔湯等，我都會盯著老闆的手，因為他們習慣一直撒胡椒粉在湯上面，已經成慣性彈簧手，雖先囑咐不要加，一到臨頭還是猛加胡椒粉，本來胡椒加一點點是可達到提味的效果，現在的店家死命的加，是為了利用重口味來吸引顧客，但其實一加多了胡椒，整個湯中就只有胡椒味，吃不到原有的食物味道，然後變成上火、喉乾、乾咳、呼吸道容易發炎等問題。

Q16: 感冒，服了藥物，隔天一早擤出與咳出好多黃稠鼻涕與痰，這是什麼情形？

A: 這是好轉反應，但這種情形可能會再持續二三天，假如您的身體又睡眠不足或太勞累，感冒病毒會再度迅速繁殖，因為餘虐未清，會再度使症狀嚴重起來，所以這個時候若能作息規律，多吃蔬果，持續做軟性運動，那就會好的徹底，脫離感冒這個大病魔。倘若以為快好了，一疏忽，所有症狀會再度回來，得不償失。

Q17: 感冒或咳嗽的人，為何要少吃奶製品？

A: 乳製品很容易生痰，引發呼吸道的問題。根據美國西雅圖大學血型食療研究，認為沒有一種乳製品對 O 型人體質有益，牛奶、乳酪、冰淇淋等乳製品，都會使 O 型人製造過多的黏黏滑滑的體液組織，如鼻涕、痰、水氣、膿等，因而引發更多的毛病。A 型人的體質本來就比較潮濕，體內容易累積過多的黏黏滑滑體液（如鼻涕、痰、口水、膿、白帶等），加上消化道較弱，可能有乳糖不耐症（A 型人的抗體與牛奶中的主要成分「D - 半乳糖胺」互相排斥，因而容易出現吸收不良、拉肚子症狀），而且乳製品易生黏液與氣體，引起過敏或呼吸系統反應，如氣喘、鼻塞、鼻子過敏、鼻炎、腳氣水腫等。平時建議以豆漿代替。此外，乳製品也會使 A 型人新陳代謝不正常，迅速增加體重，少吃為妙。即使要吃優格，一天量也只能喝五十至一百西西，否則一樣痰多。至於 B 型人與 AB 型人若是吃全脂奶品的量多還是會有痰，建議改喝低脂乳製品，就沒這個問題，因為這兩個血型較能消化乳製品。

Q18: 有些人感冒時，鼻涕與痰並不明顯，甚至於沒有，只是出現頭重、身體重、疲累，這是為什麼？

A: 感冒被體內免疫系統殺死的病毒、細菌、廢棄物等，應該變成鼻涕痰液從上呼吸道清出來，吐出來，是較近也是較容易的管道。若是沒有從這裡解除，那表示從人較為濕重，不好的東西往下跑往下半身屯積，使得身體沈重、下半身肥胖、膝腿痠軟無力、感冒時容易頭不舒服（頭重或暈眩）、咳不開等問題，解決之道宜多大步散步，多動腿，常用艾條灸肚臍（每天一次 10~15 分鐘），少吃冷飲冰物，多吃能利尿除溼的食物，如無糖溫的薏仁漿、熱的低糖紅豆湯等。

Q19: 有位老太太乾咳多年，全身的皮膚又一直癢，用了各種皮膚軟膏或是市售各式各樣的塗抹品，仍然抓個不停，為何？

A: 表示這個人可能體燥，又吃了太多不適合的藥物或保健品，體內累積太多副作用，又不運動(沒有常常出汗排毒，以致身體負荷過度，無法從肝腎解毒泌尿系統出去，轉而從皮膚發出來。這個時候，要多吃新鮮蔬果，其實不要再塗抹任何止癢藥品，或再吃更多的藥物保健品(所謂天然無害的保健品對她而言仍然變成負擔)，抹得越多、吃再製藥物保健品愈多，只是徒然增加其身體代謝的負擔而已，反而使體內系統更累更煩。

最快方法是宣洩出來，可用中醫古老方法如刮痧、拔罐、放血（阿是穴放血、穴道放血、刺絡放血等）從皮膚直接釋放濁氣與毒血出來，例如在上背、中背部刮出紅痧，或施以拔罐 5 分鐘後，鬆開罐子，在皮膚呈現最紅黑色部分，以酒精棉片消毒，再以採血片（30G採血針、採血筆）在此處皮膚淺刺 5 下（上下左右中間），再施以拔罐 5 分鐘使其釋放出臟血，就可迅速幫助改善癢及咳的狀況。注意，沒有學過放血的人宜找中醫師處理。

Q20: 有高齡的朋友在咳痰時，彎腰在洗臉台太久，突然閃到腰是為何？

A: 因為年齡大恐怕早有腰酸背痛老毛病，其筋骨僵硬為多，今又感冒生病，其氣血循環更加衰弱，若彎腰時沒有先彎膝蓋，其腰部的緊張就會過大，一持續這種不良的姿勢太久，馬上出狀況。所以年長的朋友在咳嗽時，應一腳踩在矮凳上，一腳踩地上，使其腰部的壓力不致於太過，就不會閃到腰。

Q21: 有什麼最簡單的運動可以幫助感冒咳嗽快點好起來？

A: 多年來我試過各種中外運動，對於生病中或是高齡朋友，根本懶得做任何動作，或是無法動、動彈不得，他們多半都還是久躺在床上，因而最簡單有用的動作就是在床上動一動，我的觀察再怎麼虛弱疲累，只要躺著用雙手撐住腰部，將雙腳下半身舉高在半空中 1~3 分鐘左右，不必像瑜珈的肩式倒立那麼標準就能產生作用。血壓高的人做一分鐘就好，不至於發生危險，有意志的人可做久一些，會感覺鼻腔一直開通起來，呼吸更順暢，好像更吸得到空氣，想要感冒咳嗽趕快好起來，關鍵是一天當要多做幾次，每隔兩三小時做一次，會活化您的免疫系統與抗病能力，鼻涕與濃痰一直不斷自動清出來，腦部也會愈來愈靈活，剛開始練習時有的人會有點心裡障礙，怕做不到，好像會頭昏腦脹，實際上知難行易，多做幾次就順了，再不行，就躺在床頭將雙腳舉高跨在床邊牆壁上，但我還是強調有力氣時雙腳舉高直立在半空中最有效。

Q22: 鼻子過敏，哈啾連連，鼻塞，可以按摩那些地方？

A: 可多按摩後腦、鼻子兩側、印堂、後腰腎臟周圍、腳尖等地區。鼻側鼻孔與法令紋中間即是迎香穴，顧名思義刺激此穴，就可打通鼻子，再度聞到味道。後腦枕骨大凹處有風池穴，搓熱此處可暢通鼻腔，加強抗風寒能力。印堂位居鼻子上方，搓熱此處，可改善鼻子的循環。黃帝內經曰：「腎虛則作涕」，腎臟系統實際與免疫力很有關係，溫暖腎臟周圍，可強壯腎氣，減少鼻涕的為患。腳尖是鼻子、額部的反射區，倘若腳底潮濕寒冷，鼻子就容易塞住，若用遠紅外線照射此處最佳，既能除溼又能打通鼻腔，加強呼吸道的抗病能力。若沒有遠紅線設備，可點燃艾條來灸熱。

附錄I

聰明退燒法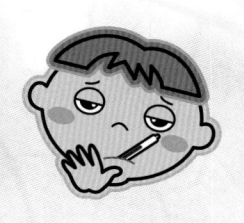

　　由於之前 SARS 爆發流行，每個人一聽到發燒或咳嗽就膽戰心驚；但是，許多疾病或傷口發炎都會造成發燒，發燒與咳嗽都是人體與疾病作戰的一個過程，假如發燒時，只有輕微的症狀，如疲累、身體稍為酸痛、流鼻水、一點咳嗽，且溫度並未過高，就沒必要跑急診，只要用對方法，體內的免疫系統就會戰勝病魔而逐漸痊癒。

　　一般而言，人們總是擔心發燒太久會影響智力發展，但無論燒多高，頭腦是不會因此輕易燒壞的，除非腦部受到嚴重感染與破壞，這種機率是很少的。老祖宗的中醫學裡有個簡單方法，不必經過層層驗血驗尿等等手續，就可判斷是否腦部受到影響而急遽發炎（如腦膜炎、腦炎），那就是如果患者出現「神昏（昏迷）、譫語（胡言亂語）、舌卷（舌頭倒捲）、肢厥（手腳冰冷）、囊縮（男性陰囊往上縮）」等現象時，表示高燒已達危險狀況，就得緊急就醫。

　　當然，不論溫度低或高，倘使發燒時，若同時出現呼吸喘急、痰鳴（可能引發肺炎或哮喘），或身體痙攣，或心跳過快或過慢，或腹瀉，或嘔吐等情況，當然也得馬上就醫。此外若是連續 1~2 星期都有低燒，表示您的器官與免疫功能有某種問題，亦是要趕緊看醫生。

　　事實上，二千多年前以來，中醫在處理發燒就已有豐富的經驗，像漢朝名醫張仲景的巨著「傷寒論」（傷風受寒後的病症變化）中就有諸多條文明白指示來應付不同情形的發燒，當然歷代名醫也有諸多有效方法，因此在這兒提供一些老祖宗的經驗，讓大家再面對一些傳染性極高的病症時，能有效預防，平安度過。

Appendix

1. 簡易退熱食療

(1) 蘋果汁

蘋果，味甘，性涼，能清熱化痰、補氣開心、潤肺通腸或止瀉。
惟胃酸過多或腸胃潰瘍者不宜。

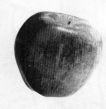

(2) 荸薺湯

荸薺，味甘，性寒，能清熱化痰，除胸中實熱，消宿食，化積塊。

(3) 百合湯

百合，味甘，性平，能潤肺寧心，清熱，止嗽，益氣調中，止涕
淚，利大小便。至菜市場購買新鮮百合，加水煮湯，再加些冰糖。

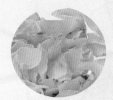

(4) 苦瓜湯

一條苦瓜，切成薄片煮湯，稍放點鹽。苦瓜能清熱退火。

(5) 桑葉茶

桑葉，味苦甘，性寒，能疏風清熱，清肝明目。至青草店或中藥店，買新鮮桑
葉，或乾的桑葉，每次用手抓一大把，加水一鍋，煮到顏色來變深，再加適量的
冰糖當茶喝。

(6) 甘蔗汁

甘蔗，味甘，性寒，能除熱潤燥，止渴消痰，
和中助脾，利大小便。

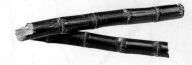

(7) 蜂蜜水

發燒時體內燥熱、營養流失且毒素增加，蜂蜜，味甘，性平，能潤燥、滋養、解
毒。

(8) 水梨汁

味甘微酸，性寒，能潤肺涼心，消痰降火，止渴，利大小腸。

(9) 蓮藕汁

藕節，味濇，性平，能解熱毒，消瘀血，用 3 節蓮藕，洗淨切片，加水，煮滾，加適量白開水打成果汁，去渣，加些冰糖即可。

＊以上食療宜在兩餐之間食用，每天3~4次。

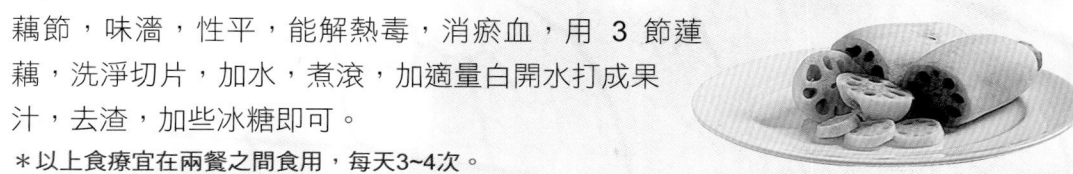

2. 刮痧退熱

在後頸部或背部，塗些滑潤油，以湯匙或刮痧板，由上往下刮（不可來回刮），直到皮膚瘀紅出現。1 天當中可刮 2~3 次來退燒，刮前喝 1 杯溫開水。但注意，刮痧屬於「瀉法」，若患者出現暈眩、想吐、心悸或氣虛等任何一種現象，就不可使用刮痧法，恐有危險。

3. 醋擦身法

用一臉盆溫水，加入 3 大匙白醋，再以毛巾津潤，來擦發燒者的身體。因為醋酸，能散瘀解毒，散水氣。每日早中晚各 1 次，擦後喝些水，以利代謝。

4. 涼精油退熱法

可用清涼的精油（精風油、萬金油、白花油、綠油精等）來迅速疏解發燒的程度，如塗抹些在後頸根（後頸與肩膀交接處，即大椎穴），左右手肘外側橫紋至外肘尖之中點（曲池穴）及腳大拇指的上覆面（喉嚨、上呼吸道反射區），

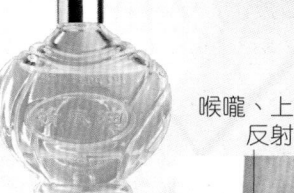

喉嚨、上呼吸道反射區

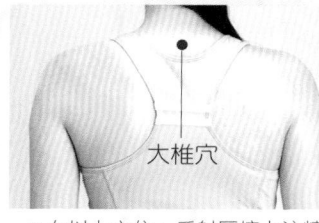

大椎穴

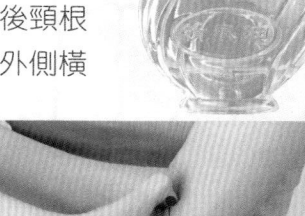

曲池穴

● 在以上穴位、反射區擦上涼精油，可幫助退燒。

抹後喝一杯溫開水。因為發燒時，身體過多的體溫與熱氣，都會竄升至頭部；這些穴位都有解熱退燒作用，而清涼油類有降溫、消炎及疏散作用，熱散了，就好得快。注意，心肺功能弱者，不可抹太多涼精油，會導致發冷顫抖且呼吸困難。

5. 敲打經絡退熱法

以手握空拳，由肩膀內側下緣，順著手臂內側中線往下敲往掌心，不可來回敲，此乃心包絡經路線，可調整心、胸、胃、腦等系統。然後，再用拳頭下緣肌肉，由腳內踝上緣，順著小腿中線、大腿中線往上敲至鼠蹊部，此舉可共振肝脾腎 3 條經絡，活潑其功能。最主要是，敲打共振會使體內循環馬上變好，使得殺手細胞、球蛋白等免疫防禦機制，能迅速到達細菌與病毒的所在，而加以破壞，燒就退了。每日宜敲打 3 次，左右手各敲 5~10 分鐘，敲後多喝些白開水。

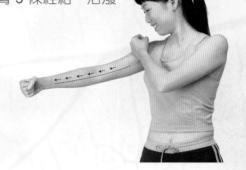
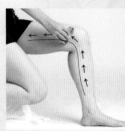

6. 穴位放血退燒法

若是看了醫師吃了藥，仍然高燒不退，或發燒止而復來，可在耳尖（耳尖穴）、耳垂（扁桃腺反應區）、大拇指指甲內側緣（少商穴）、中指尖（中衝穴）等處，以採血片（西藥房有售）淺刺皮膚，每處擠 3 滴血出來，身體的內熱就會從這些「體溫出口」釋放出來，不再繼續發燒。記得放血前需將欲放血處按摩一下，以利血液流出來。

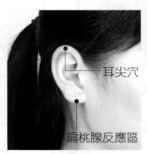

扁桃腺反應區
耳尖穴

▲在以上部位放血，退燒效果明顯。

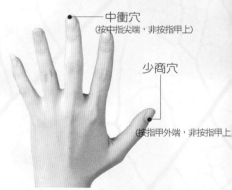

中衝穴
（按中指尖端，非按指甲上）

少商穴
（按指甲外端，非按指甲上）

　　您想想看，吃藥打針還是得經過肝胃等消化系統吸收整合，才能運送去與細菌病毒對抗，這需要相當的時間，比不上穴位放血可立即將「血熱」疏導出來，這是最快的安全退燒法，因為採血片尖端呈三角型，不致於刺得過深，刺歪了頂多在皮膚增加一個極小的傷口，只要在這些區域的皮膚用酒精棉片消毒乾淨，就不會有危險。

7. 科學中藥退燒法

(1) 高燒、咳嗽、口渴喜飲、脈搏快且滑，「麻杏甘石湯」主之。

(2) 口苦、咽乾、往來寒熱（一下子發燒，一下子發冷），脅痛，欲嘔，「小柴胡湯」主之。

(3) 發燒、乾咳無痰、或咳有血絲，「麥門冬湯」主之。

(4) 低燒不退多日，無明顯症狀，或左右體溫差異大，「柴胡桂枝湯」主之。

(5) 發燒六七日，不解而煩，有表 證，渴欲飲水，水入則吐者，「五苓散」主之。

(6) 高燒、大渴、汗多、怕熱、脈搏洪大，「白虎湯」主之。

(7) 高燒、大渴、汗多、怕熱、脈搏大而無力，「白虎加參湯」主之。

(8) 外感風寒，頭痛發熱，汗出惡風，鼻鳴乾嘔，舌苔白不渴，脈浮緩或浮弱者，「桂枝湯」主之。

(9) 頭痛發熱，身疼腰痛，骨節疼痛，惡風無汗而喘者，「麻黃湯」主之。

　　上述處方使用科學中藥濃縮粉劑較為方便，成人每次約 4~6 公克，1 日 3~5 次，溫水服下。12 歲以下減半分量。使用前宜請教中醫師。

　　總而言之，若是發燒不退，除了就醫之外，千萬不要亂給病人吃退燒藥、寒涼草藥，容易造成危險，或併發像手腳麻痺、體溫過低、吃不下東西、雷諾氏症候群等種種毛病出現。可交叉運用以上各種自然療法，記得多幫患者所有關節周圍，即以雙掌搓熱，繞關節做圓圈式的按摩，每個關節至少 3 分鐘，亦有頗佳的效果。

Appendix

附錄II

冬病夏治法

　　許多患者在冬天溫度低的時候，容易引發鼻過敏、風濕關節炎、皮膚炎或咳嗽、氣喘等問題，此時來求醫治療，多半只能減輕症狀，「治標」而已。倘若在夏天時先做預防性治療，積極使用「三伏貼」及注意某些特定的飲食生活習慣，就能「根本」地改善其體質，即便到了冬令，可以減少冬天發作機率，甚至於諸多毛病不會再犯。因此，冬病夏治乃是中醫結合節氣之「運氣醫學」與「敷灸療法」的觀念，於節氣上小暑至立秋之間的「伏夏」中的三伏天，進行穴位貼敷治療。

　　三伏天（可從任何一本農民曆中找到），即初伏（從夏至後到第三個庚日，94 年國曆為 7 月 15 日）、中伏（從夏至後到第四個庚日，94 年國曆為 7 月 25 日）、末伏（立秋後第一個庚日，94 年國曆為 8 月 14 日）的總稱，此時為一年中最炎熱、陽氣最旺的時候，為人體皮膚腠理開泄最徹底的時機，有助於藥物經皮膚來吸收導引，選用一些辛溫香竄和逐痰利氣的中藥，製成中藥藥膏貼於身體中某些特定的穴位上，以達到溫陽利氣，驅除體內潛伏之風寒痰氣，並加強人體的抗病能力，對於氣喘、過敏 鼻炎、異位性皮膚炎、風濕等療效良好，到了冬天病情自然減輕，或不再發作。

　　台北市立中醫醫院也曾公布研究證實，連續三年對氣喘病患實施三伏天穴位敷貼，結果高達九成的氣喘病患幾乎不再冬天發作，證實三伏貼確實有效。

1. 如何使用三伏貼

(1) 準備

　　至中藥房或中醫診所 買白芥子、延胡索、細辛、甘遂、乾薑等濃縮科學中藥粉劑各 1 罐。

(2) **調製貼膏**

以白芥子 1 茶匙、延胡索 1 茶匙、細辛半茶匙、甘遂半茶匙、乾薑半茶匙加上熱開水，調成濃稠泥膏狀。

(3) **使用穴位**

以小調羹將藥膏敷約 2 公分正方形，貼在以下穴位約 4 小時，每年貼 3 次，連續貼 3 年。

A. 第一組穴位

「定喘穴」（後頸與肩膀連接處的第七頸椎向左或向右旁開半指的地方，左右各一穴）、「肺俞穴」（兩肩胛骨最窄之處的第三胸椎向左或向右旁開兩指的地方，左右各一穴）。

B. 第二組穴位

或肺俞穴搭配「膏肓穴」（第四胸椎向左或向右旁開四指的地方，左右各一穴）。

C. 第三組穴位

或肺俞穴搭配「腎俞穴」（在肚臍的正後方的第二腰椎向左或向右旁開兩指的地方，左右各一穴）。

三組的效果都不錯，可交叉使用。

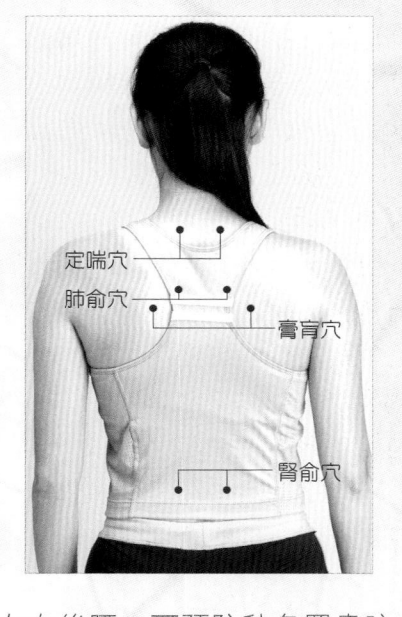

2. 按摩活絡血脈

在夏日可用雙掌多多按摩胸口、上背心、後頸根、左右後腰，可預防秋冬罹患咳嗽、氣喘毛病；多多按摩身體各個關節，以雙掌搓熱搓圓圈方式，可減低秋冬關節疼痛的程度。

附錄III

常用止咳、化痰中藥材

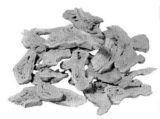

白朮 味甘苦、性溫

效用：可以和中補氣、止渴生津、健胃、利小便、除水腫。在血補血，在氣補氣，無汗能發，有汗能止。燥濕則能利小便，生津液，止泄瀉，消痰水腫滿，黃疸濕痹。

禁忌：腹瀉的人、血燥無濕者禁用，有生膿作痛，潰瘍請勿食用。

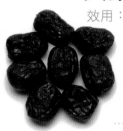

大棗 甘溫、性平

效用：能補中益氣、滋潤心肺 養脾胃，治虛勞，大棗是常用的補氣藥材。

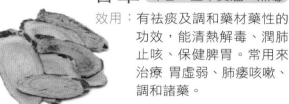

甘草 味甘，生平炙溫、無毒

效用：有祛痰及調和藥材藥性的功效，能清熱解毒、潤肺止咳、保健脾胃。常用來治療 胃虛弱、肺痿咳嗽、調和諸藥。

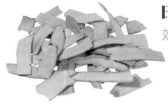

白芍 味苦酸、性平

效用：可補血，瀉肝火，和血脈，斂陰柔肝，緩中止痛。可治療血虛頭痛頭暈、崩漏虛汗、胸腹荔肋疼痛、四肢攣急、瀉痢、月經不調、婦女胎產等一切血病。

苦杏仁 味辛、甘苦、性溫而利、有少許毒

效用：有宣肺和潤燥功能、治喘咳實症。瀉肺解肌，除風散寒，降氣行痰。常用來治療外感咳嗽、煩熱喘滿、腸燥便秘。因為對中樞神經有鎮靜的功能，是故不能食用過量。

禁忌：肺虛而咳者忌用。

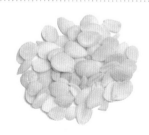

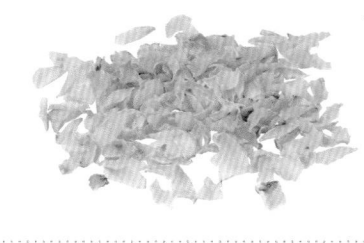

百合 味甘、性平

效用：能清熱寧心，潤肺止核，補中益氣，止涕淚，利
二便。主治肺熱咳嗽，肺病吐血，肺癰，傷寒後
合病，虛煩驚悸，神經衰弱，腳氣浮腫，癰腫發
背，瘡腫。

桂枝 味甘辛、性溫，氣薄升浮

效用：可溫經通脈，發汗解肌，治傷風頭痛，中風自汗。調和營
衛，使邪自汗出，而汗自止，亦治手足痛風。能發汗、能
溫暖腸胃、還能溫經、利水。能促進血液循環。
禁忌：孕婦不宜。

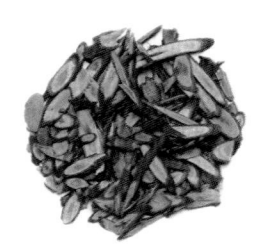

胖大海 味甘微澀，性平微涼

效用：能潤肺化痰止嗽。主治
時行赤眼，乾咳，喉嚨
痛，音啞，吐血，衄
血，大便燥結，痔瘡，
風火牙痛。

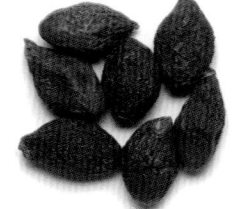

桑葉 味苦、甘，性寒

效用：可抑菌，降血糖。有疏散
風熱、清宣肺熱、清肝明
目的功能。適用於感冒頭
痛、肺熱和風熱咳嗽、充
血性眼疾、扁桃腺炎。

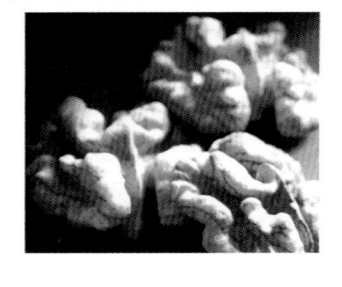

胡桃 味甘，氣熱皮澀，肉潤

效用：可補腎固精，潤命門，利三焦，溫肺定喘，潤腸。主治
虛寒喘嗽，腰痛腳弱，心腹疝痛，小便頻數，遺精，石
淋，赤痢，瘡腫諸毒。
禁忌：痰火積熱者少服。

Appendix

附錄IV

常用養生食材

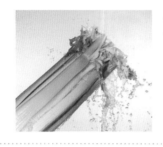

芹菜

具整腸、壯陽作用，自古就被視為藥用植物。最大特色是有強烈的香味和清脆的口感。香味的主要成分為芹菜素、精油、鈣、鐵；菜葉比白色的菜梗更營養，營養成分包括維生素 B1、B2、鈣質等。具有降血壓、清潔血液等作用，也可以平肝清熱。

梨子

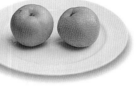

日本品種相當多，其中以新水、幸水、豐水的三水、二十世紀梨等最具代表。水分含量豐富，口感爽脆。營養素除了糖類外，鉀質含量較多，具生津止渴、清熱潤肺、止咳化痰之功效。

蘋果

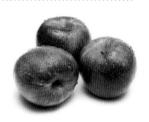

含有蘋果酸、奎寧酸、酒石酸等酸性成分。尤其是蘋果酸具有消炎作用，對胃酸過多、慢性胃炎等症狀有幫助。此外，糖分和纖維質也很豐富，具有整腸效果，可以治拉肚子、便秘，能增進飽食感，有減肥功效。

橘子

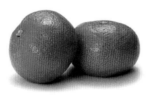

主要成分為蔗糖、果糖、葡萄糖等糖類，而酸性成分則有奎寧酸、維生素 C 等，含量豐富。此外還含有胡蘿蔔素、維生素 E 等。具有生津止渴，清熱潤肺，開胃理氣之效。

檸檬

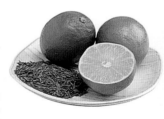

清爽的酸味和強烈的芳香氣息，有助恢復疲勞、增進食慾。果肉、果皮都含有豐富的維生素 C、檸檬酸、蘋果酸、精油，具有殺菌作用、潤滑肌膚、預防動脈硬化、排除體內毒素、減肥等作用。

大蒜

　　由於含有硫化丙基，帶有特殊的氣味，可刺激食慾、抑制腸內細菌繁殖，並促進血液循環。另外，還含有一種天然殺菌劑——硫化丙烯，能預防動脈硬化、降低血壓、刺激荷爾蒙、增加精力、降低血脂肪、溶解體內淤血、抗癌。

薑

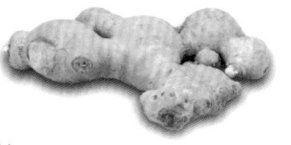

　　薑的辛辣味是因為含有薑酮以及油狀的薑油。香味的成分則是安樹腦 (cineol) 等。這些成分可以促進食慾、增進消化、促進胃液分泌等，有助於強化胃部功能。而維生素、礦物質含量則較少。

金桔

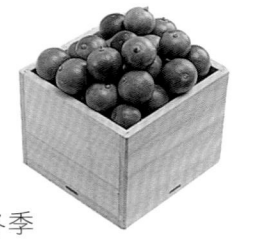

　　含豐富的糖和維生素 C，還含有揮髮油等活性物質。金桔皮薄，可連皮生吃，亦可酒浸、做蜜餞等。冬季吃金桔可強化鼻咽粘膜，預防感冒，金桔浸酒服，可預防支氣管炎。

桑椹

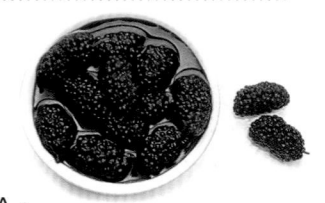

　　含有 18 種氨基酸，同時還含有多種維他命，如維他命 B_1、B_2、C、A、D 和胡蘿蔔素，葡萄糖，果糖，蘋果酸以及鈣質、鐵質等，營養成分十分豐富。作為醫療的輔助食品，有益於控制血糖、血壓、尿酸、血脂肪。

蓮藕

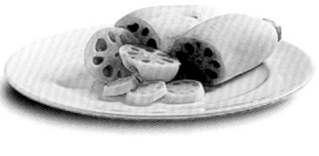

　　蓮花的地下莖，維生素 B_1、B_2 豐富，同時也富含食物纖維、維生素 C，以及鐵等礦物質，能滋補生肌、健脾養胃、養氣養血、止瀉、解熱毒。脆脆的口感是因含澱粉。

冬瓜

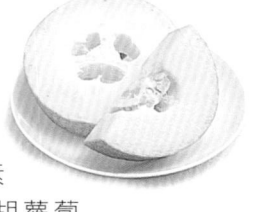

　　果肉中大約 96% 都是水分，有利尿作用。而營養素方面，除了維生素 C 較多外亦含有：維生素 B_1、維生素 B_2、醣類、胡蘿蔔素、鈣、磷、鐵等，利尿、消除暑熱，促進人體新陳代謝、去脂、防止皮膚色素沉澱。

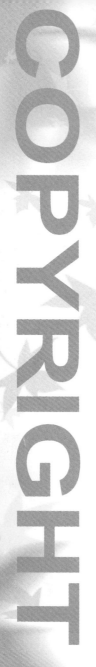

國家圖書館出版品預行編目資料

冰與火の止咳妙方／吳建勳 著
——第一版 ——新北市：文經社，2016.07
　　　面；　　公分
ISBN　978-957-663-746-9（平裝）
1.呼吸系統疾病　2.食療　3.自然療法
415.4　　　　　　　　　　　　105007808

⊙文經社

Health 4

冰與火の止咳妙方

著　作　人：吳建勳
社　　　長：吳榮斌
總　編　輯：陳莉苓
企　劃　編輯：林麗文、梁志君
執　行　編輯：吳欣茹
美　術　設計：王小明
封　面　設計：利曉文

出　版　者：文經出版社有限公司
登　記　證：新聞局局版台業字第2424號
地　　　址：241 新北市三重區光復路一段61巷27號11樓A
電　　　話：（02）2278-3158．2278-3338
傳　　　真：（02）2278-3168
E - m a i l：cosmax27@ms76.hinet.net
郵　撥　帳號：05088806文經出版社有限公司

印　刷　所：科億資訊科技有限公司
法　律　顧問：鄭玉燦律師

定　　　價：新台幣 300 元
發　行　日：2016 年 7 月　第一版　第 1 刷

Printed in Taiwan